Q&A シリーズ・暮らしの科学 24

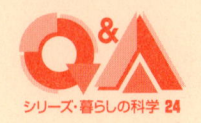

中島眼科クリニック医院長
中島正之 編著

目の病気がトータルにわかる

白内障・緑内障 治療とケアQ&A

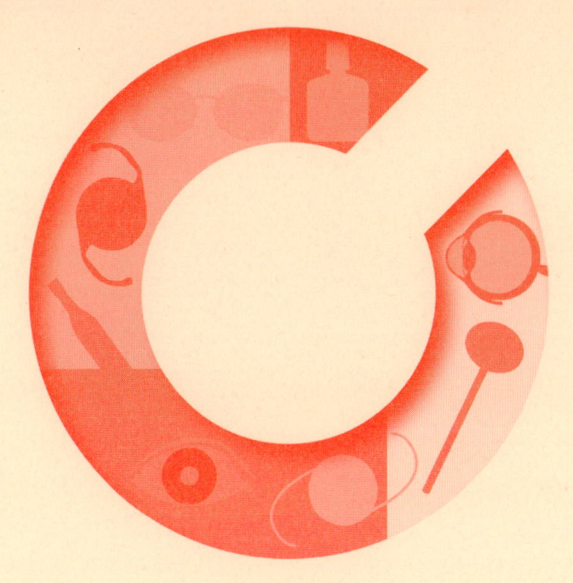

ミネルヴァ書房

はじめに

　情報の90％以上を担うとされる目は，人間にとって日常生活を送る上で非常に大切なものです。目が見えなくなるというのはとても辛いものであり，ＱＯＬ（quality of life，生活の質）は著しく低下します。
　近年わが国の平均寿命は女性85歳，男性77歳で，世界でもトップクラスに位置し，その長い人生の間，目は一生使用しなければなりません。歳をとると，体だけでなく目も老化現象が生じてきます。その代表的なものが老眼で，40代後半から起こり，歳とともに進行します。また，水晶体が混濁してくる白内障も老化現象で，高齢化社会において最も多くみられる目の病気となっています。その他，目の成人病である緑内障や網膜硝子体疾患，糖尿病，高血圧症からくる眼底の病気も増加してきます。
　このような目の病気に関しては早期発見，早期治療が最も大切であることは言うまでもありません。しかし残念ながら，早期に処置や治療すれば目が楽になり，良くなると漠然と思いつつも，誤った知識や先入観から放置している人が少なくないのです。また，目の病気のため失明するのではと過度に不安になり，精神的に不安定になる人もいます。全身の病気でも同様ですが，目の病気に関しても正しい知識と認識をもって病気に対処することが大切です。
　本書は目の病気について日ごろ患者さんが疑問に思われている事柄を取り上げてＱ＆Ａ形式で書き著しました。表題は『白内障・緑内障　治療とケアＱ＆Ａ』となっていますが，このテーマを中心に「目の病気全般」について分かりやすく解説しています。執筆者は第一線で活躍しています若手からベテランの眼科医で，それぞれ得意とする分野を担当していただきました。本書が目の病気に関して正しい知識を得る上でお役に立つことができれば幸いです。

2005年1月

　　　　　　　　　　　　　　　中島　正之（中島眼科クリニック医院長）

目　次

はじめに　　　　　　　　　　　　　　　　　　　　　　　　Ⅰ

第1章　視覚メカニズムの予備知識

Q1 まず目の基本的な構造を教えてください。　　　目の構造　2

Q2 角膜や水晶体は，どのような仕組みや働きをしているのですか。
　　　　　　　　　　　　　　　　　　　角膜と水晶体の働き　4

Q3 ピントを合わせる水晶体の仕組みはどうなっていますか。
　　　　　　　　　　　　　　　　　　　ピント合わせの仕組み　6

Q4 目の栄養液といわれる房水は，どんな役目と働きをしているのですか。
　　　　　　　　　　　　　　　　　　　　　　　　房水の働き　8

Q5 涙も大切な働きがあるそうですが，どんな役割と働きがあるのですか。　　　　　　　　　　　　　　　　涙やまぶたの働き　10

Q6 像を映し出す網膜の構造はどうなっていますか。　網膜と視神経　12

Q7 片目で見る時と，両目で見る時とでは，そのメカニズムはどう違うのですか。　　　　　　　　　　　　　　　　　　　片目と両目　15

Q8 近視，遠視，乱視といった屈折異常はなぜ起こるのか，そのメカニズムを教えてください。　　　　　　　　　　　　　　屈折異常　16

Q9 色覚異常というのはどのようなもので，なぜ起こるのですか。
　　　　　　　　　　　　　　　　　　　　　　　　色覚異常　18

Q10 色覚異常の他に，ものの見え方の異常は，どのようなものがあるのですか。　　　　　　　　　　　　　　　　　　見え方の異常　20

第2章　誰にも起こりうる目のトラブル

Q11 目の調子が変だなと思ったとき，その症状から考えられる目の病気について教えてください。　　　　　　　　　　さまざまな症状　24

Q12 老眼になるのが遅い人もいるようですが,「目の若さ」はどれくらい個人差があるものですか。　　　　　　　　老眼と目の若さ　27

Q13 アレルギー性結膜炎と診断されましたが,これは体質が主な原因なのですか。　　　　　　　　　　　　　　アレルギー性結膜炎　29

Q14 目が乾いて疲れやすく,ドライアイと診断されましたが,どういうメカニズムから発生するのですか。　　　　　　　ドライアイ　30

Q15 眼精疲労という言葉をよく聞きますが,それは医学的にはどういう状態のことですか。　　　　　　　　　　　　　眼精疲労　32

Q16 60歳の女性ですが,眼瞼下垂と診断されました。このまま放っておくとどうなるのですか。手術は必要なのでしょうか。
　　　　　　　　　　　　　　　　　　　　　　まぶたの病気　34

Q17 息子(6歳)の目つきが斜視のようで気になります。早めに矯正した方がよいのですか。　　　　　　　　　　斜視の矯正　36

Q18 コンタクトレンズの障害が増えていると聞きますが,どんな障害が多いのですか。　　　　　　　　　コンタクトレンズの障害　38

Q19 最近普及している近視矯正手術は安全と聞いていますが,問題点はなにもないのですか。　　　　　　　　　　近視矯正手術　39

Q20 紫外線に長時間さらされると目のトラブルの原因になると聞きますが,どういう疾患になりやすいのですか。　　　紫外線の害　41

Q21 日本人の中途失明原因のトップは,糖尿病網膜症と聞いていますが,ほかにどんな疾患が多いのですか。　　中途失明原因の疾患　42

Q22 突然,目が見えなくなるといった疾患にはどんなものがありますか。
　　　　　　　　　　　　　　　　　　　　　　怖い,突然失明　44

第3章　白内障の症状と治療法

Q23 近年,白内障は急増しているそうですが,やはり高齢化が一番の要因なのですか。　　　　　　　　　　　白内障急増の原因　48

Q24 白内障は,加齢性の病気ということですが,症状のセルフチェックの仕方を教えてください。　　　　　　　　セルフチェック　49

Q25 一口に白内障といっても，その種類はいろいろあるようですが。
　　　　　　　　　　　　　　　　　　　　白内障の種類　51
Q26 子どもでも白内障になるそうですが，加齢性白内障とはどう違うのですか。
　　　　　　　　　　　　　　　　　　　　先天性白内障　54
Q27 アトピー性皮膚炎から白内障を併発することも多いと聞きましたが，なぜですか。また，ほかにどんな合併症があるのですか。
　　　　　　　　　　　　　　　　　アトピー性皮膚炎の合併症　55
Q28 50歳の男性ですが，白内障と診断されました。放置しておくとどのように進行していくのですか。
　　　　　　　　　　　　　　　　　　　　　症状の進行　56
Q29 白内障の検査方法やその注意点について教えてください。
　　　　　　　　　　　　　　　　　　　検査方法と注意点　59

Q30 60歳の男性ですが，白内障手術が必要と言われました。薬では治らないのですか。
　　　　　　　　　　　　　　　　　　　　　薬による治療　62
Q31 初期の白内障で，手術の必要はないと診断されました。鍼治療などで進行を遅らせることはできますか。
　　　　　　　　　　　　　　　　　　　　　　鍼治療など　63
Q32 白内障の手術方法は飛躍的に向上しているそうですが，どんな術式があるのですか。
　　　　　　　　　　　　　　　　　　　　　　白内障手術　65
Q33 白内障がどの程度すすんだら手術に踏み切るべきなのか。その基準があれば教えてください。
　　　　　　　　　　　　　　　　　　　　　手術する時期　68
Q34 白内障手術をすると，視力はどれくらい回復するのですか。
　　　　　　　　　　　　　　　　　　　　白内障手術の効果　71
Q35 白内障手術で眼内レンズを挿入すると聞いただけで，怖い感じがします。眼内レンズのメリットはなんですか。
　　　　　　　　　　　　　　　　　　　　　　眼内レンズ　72
Q36 眼内レンズにもさまざまな種類があるそうですが，よく使われるのは何ですか。
　　　　　　　　　　　　　　　　　　　　眼内レンズの種類　77
Q37 高血圧症，心臓病，糖尿病などの人は，白内障手術時に危険性が高いと聞きましたが，なぜでしょうか。
　　　　　　　　　　　　　　　糖尿病，心臓病，高血圧　80
Q38 白内障手術は外来で簡単にできるそうですが，入院した方がよいとも聞きます。どちらがよいのですか。
　　　　　　　　　　　　　　　　　　手術は外来か入院か　82

Q39 白内障手術を受けるときの注意点を教えてください。
　　　　　　　　　　　　　　　　　　　　　　手術時の注意点　83
Q40 白内障手術をした後で，合併症の可能性もあると聞きましたが。
　　　　　　　　　　　　　　　　　　　　　挿入手術後の合併症　84
Q41 合併症以外のトラブルとしては，どんなものがありますか。
　　　　　　　　　　　　　　　　　　　　　　その他のトラブル　86
Q42 白内障手術後のケアについて教えてください。　手術後のケア　88

第4章　緑内障の症状と治療法

Q43 緑内障の患者は，この10年間で急増しているそうですが，どのような理由が考えられますか。　　　　　　　　　緑内障の有病率　92
Q44 失明の恐れもあるという緑内障は，どんな特徴がある病気ですか。
　　　　　　　　　　　　　　　　　　　　　　緑内障の主な特徴　94
Q45 緑内障にはいくつかのタイプがあるようですが，その種類や特徴を教えてください。　　　　　　　　　　　　　　タイプと特徴　96
Q46 眼圧は正常値なのに，緑内障になる人も多いと聞きました。その主な原因はなんですか。　　　　　　　　　　　　眼圧と緑内障　99
Q47 緑内障は自覚症状がほとんどないそうですが，早期発見は眼科検診を受けるしかありませんか。　　　　　　　緑内障の早期発見　101
Q48 視野が狭くなるのは緑内障の兆候と聞きましたが，自己チェックはどうしたらよいのですか。　　　　　　　　視野の自己チェック　103
Q49 私の父が緑内障でした。この目の病気は遺伝すると聞きましたが，ほんとうですか。　　　　　　　　　　　　　遺伝性はある？　105
Q50 妻（50歳）が眼科検診で，急性緑内障発作の可能性を指摘されました。発作が起きたとき，どうしたらよいのですか。
　　　　　　　　　　　　　　　　　　　　　　　緑内障の発作　106
Q51 緑内障の検査にはどのようなものがありますか。
　　　　　　　　　　　　　　　　　　　　　緑内障検査の種類　108

V

Q52 緑内障の治療にはどのような方法があるのですか。
　　　　　　　　　　　　　　　　　　　　緑内障治療法の種類 111
Q53 緑内障の急性と慢性では，その治療はどのように違うのですか。
　　　　　　　　　　　　　　　　　　　　　　　急性と慢性 114
Q54 緑内障ではどのような症状になった場合，レーザー治療や手術をするのですか。
　　　　　　　　　　　　　　　　　　　　　　　手術の選択 115
Q55 レーザーを使った治療は痛みも少なく，外来通院でもできるそうですが。
　　　　　　　　　　　　　　　　　　　緑内障のレーザー治療法 117
Q56 レーザー治療も適応されないときには，どんな手術をするのですか。
　　　　　　　　　　　　　　　　　　　　　　　緑内障手術 119
Q57 夫（60歳）が，緑内障手術で「水晶体摘出」の必要があると診断されました。その治療後，どうなるのか不安です。　　水晶体摘出 122
Q58 かぜ薬を服用しようとしたら緑内障の人は注意と書いてありましたが，大丈夫ですか。また，なぜですか。　　　かぜ薬の服用 123
Q59 緑内障になってしまったら，日常どんなことに気をつけたらよいのですか。　　　　　　　　　　　　　　　日常生活での注意点 125

第5章　失明が怖い目の病気

Q60 糖尿病はさまざまな目の障害を引き起こすと聞いています。それはどんな病気ですか。　　　　　　　　　　　　　障害の種類 128
Q61 日本人の失明原因のトップという糖尿病網膜症は，どんな症状の病気ですか。　　　　　　　　　　　　　　　　糖尿病網膜症 131
Q62 糖尿病はなぜ網膜症を引き起こすのですか。　網膜症になる要因 134
Q63 糖尿病網膜症は，その初期なら完全治癒も可能ですか。
　　　　　　　　　　　　　　　　　　　糖尿病網膜症の治療レベル 136
Q64 糖尿病網膜症の治療にはどんな方法がありますか。
　　　　　　　　　　　　　　　　　　　　　　　主な治療法 138
Q65 失明が怖い網膜剥離はどんな病気ですか。手術すれば視力は回復するのですか。　　　　　　　　　　　　　要因・症状・治療法 142

Q66 眼球の動きにつれてフワフワと動く虫やゴミのようなものが見えます。これは網膜剥離の前兆なのですか。　　　飛蚊症と網膜剥離　145

Q67 網膜剥離を早期発見するためには，どんな症状に注意したらよいのですか。　　　網膜剥離の早期発見　147

Q68 欧米では失明原因のトップで，日本でも増えているという黄斑変性とは，どんな病気ですか。　　　黄斑変性の原因とタイプ　149

Q69 黄斑変性の検査と治療法を教えてください。　　検査と治療法　152

Q70 高血圧や動脈硬化の人は「眼底出血」しやすいと聞きましたが，これはどんな病気ですか。　　　眼底出血の原因　155

第6章　目の健康を保つ予防とケア

Q71 40歳を過ぎて急に視力の衰えを感じます。眼科検査の種類とその目的を教えてください。　　　眼科検診　160

Q72 眼科検査を受けるときには，どんなことに気をつけたらよいでしょうか。　　　眼科検査の注意点　163

Q73 目の健康には，とくにどんな食べ物を摂取したらよいのですか。　　　目の栄養食　165

Q74 目が疲れやすいのは，歯の噛み合わせにも関係すると聞きましたが，ほんとうですか。　　　目の疲れと噛み合わせ　167

Q75 無理していつまでも老眼鏡をかけないとどうなりますか。また，老眼鏡の種類や選び方や教えてください。　　老眼鏡の選び方や種類　169

Q76 25歳の女性です。目が疲れ，頭痛や吐き気を感じることもあります。ＶＤＴ症候群の対処法を教えてください。
　　　ＶＤＴ症候群から目を守る　173

Q77 46歳の男性です。年のせいか目の疲れがとれません。目を癒すリラックス・休息法を教えてください。　　目のリラックス・休息法　175

Q78 市販の目薬を買うときに，どんなものを選べばいいか，また使用上の注意点を教えてください。　　市販目薬の使用注意点　177

Q79 眼鏡やコンタクトレンズを選ぶときの注意点を教えてください。
　　　　　　　　　　　　　　　　　　　　眼鏡とコンタクトレンズ　180
Q80 最近ロービジョンケアということを聞きましたが，どういうものですか。　　　　　　　　　　　　　　　ロービジョンケアとは　184

参考文献　　　　　　　　　　　　　　　　　　　　　　　　　　186

さくいん　　　　　　　　　　　　　　　　　　　　　　　　　　187

企画編集	（有）あうん社
制　作	アルゴ　千葉潮
イラスト	大山記糸夫
	森田みゆき (p162, 179)

1 視覚メカニズムの予備知識

目の構造と仕組み

Q1 目の構造
まず目の基本的な構造を教えてください。

A 超精密なカメラに似ているが

　目の基本的な構造はよく超精密なカメラにたとえられます。カメラは前からレンズ，絞り，フィルムの順番で並び，そのボディーは黒い暗箱で裏打ちされています。こうした構造だけはよく似ていますが，カメラより眼球のほうがはるかに緻密であることは言うまでもありません。

〈角膜〉眼球の一番前方に位置し，厚さ約1ミリ，直径約1センチの無色透明で血管のない膜組織です。カメラではレンズの一部に相当し，高い屈折力を有しています。

〈虹彩と瞳孔〉角膜の後には虹彩と呼ばれる絞りがあります。いわゆる茶目です。虹彩が散大したり縮小したりすることで，眼球内に入ってくる光の量を調節しています。茶目（虹彩）の中央部は外から見ると黒く見え，俗に黒目と呼ばれている瞳孔で，ここから光が入ります。

〈水晶体と硝子体〉角膜・虹彩のさらに後にはレンズの働きをする水晶体が存在し，その後には硝子体という無色透明で生卵の白身のようなゲル状組織があります。硝子体に接した後にはフィルムに相当する網膜があります。

〈網膜〉網膜は光感覚を受容する神経組織集合体です。

〈強膜と脈絡膜〉角膜の外側から後方には，カメラのボディーに相当する強膜と呼ばれる眼球の外壁があり，その強膜と網膜の間には血管の豊富な黒い組織，脈絡膜があります。この脈絡膜は，カメラの暗箱の作用と眼球内の温度調整の働きをつかさどっています。

図1　目の構造

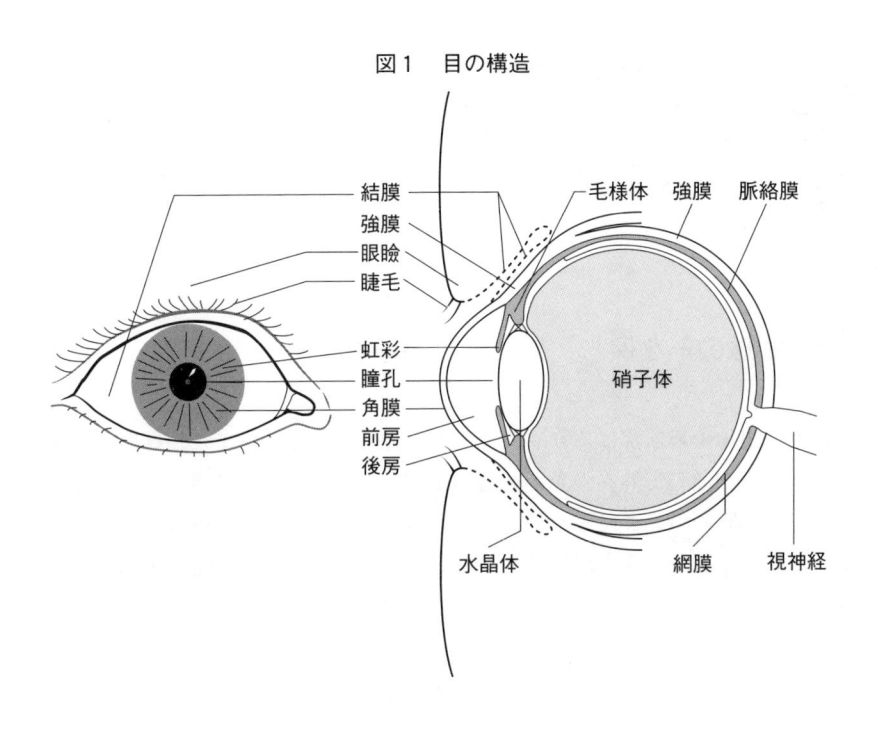

結膜
強膜
眼瞼
睫毛
虹彩
瞳孔
角膜
前房
後房
水晶体
毛様体
強膜
脈絡膜
硝子体
網膜
視神経

図2　「見る」メカニズム

角膜
（レンズ）
水晶体
網膜（フィルム）
黄斑部
虹彩（絞り）
視神経

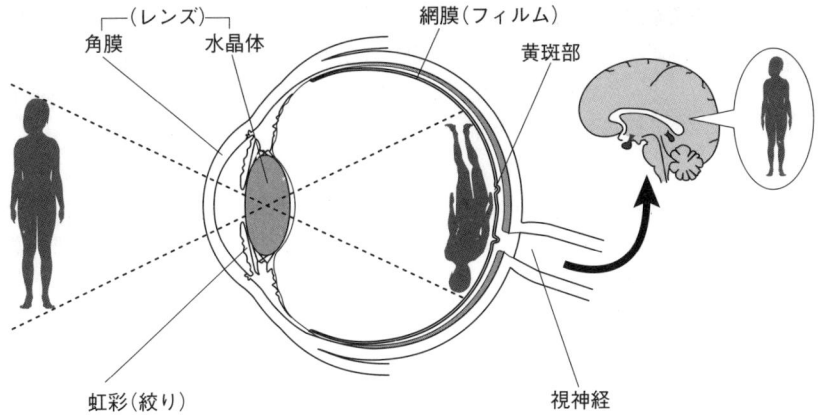

目の構造と仕組み

Q2 角膜と水晶体の働き

角膜や水晶体は，どのような仕組みや働きをしているのですか。

A 眼球の形を保ち，レンズの働きをする

　角膜は眼球の最前部にあり，眼球の形を保っています。また，透明性を維持し，角膜を通じて外界の光が通過します。小さな眼球に外界から入る光線を眼底の網膜に集光させるために，水晶体とともにレンズの働きをしています。水晶体は，その厚みが増減することにより，屈折力を変えて調節機能の働きをします。近くのものや遠くのものにピントを合わせてものを見るようにするわけです。

　なお，角膜の屈折率は1.376，屈折力は約40D（ジオプター）あり，水晶体の屈折率は1.413，屈折力は約20Dです。

《用語解説》

- 屈折率と屈折力　屈折率とは，光が透光性の物質を通過するとき，少し光の走向が変化しますが，これをその物質の屈折率といいます。

  屈折率（n）＝ $\sin \alpha \div \sin \beta$ （図3）

  正確には，媒質に対する媒体の屈折率（n）は，入射光線と法線の角度（α）の正弧（sin）を，屈折光線と法線の角度（β）の正弧（sin）で割ったものをいいます。ちなみに空気の屈折率は1，水は1.333，涙は1.338とされています。

  屈折力とは，光を屈折する程度，レンズの度数を意味します。レンズの度は光を屈折する角度が大きくなるほど強くなりますが，レンズの度数は角度でなく，焦点距離で表されていました。屈折度が大きいものほど焦点距離は短くなります。そこで1899年Gullstrandが，焦点距離1メートルのレンズを1ジオプター（D）と定め，レンズの度数を焦点距離の逆数で表す方法を提唱しました。

屈折力（D）＝ 1 ÷ 焦点距離（m）

　屈折度が強くなるほどジオプターの数字も大きくなり，非常にわかりやすいので，この方法がレンズの度数を表すのに採用されたのです。したがってレンズの度数（屈折力）はレンズの焦点距離（メートル）の逆数で表され，これをジオプターと呼びます。

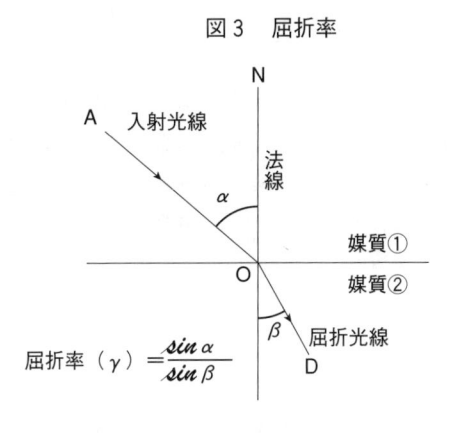

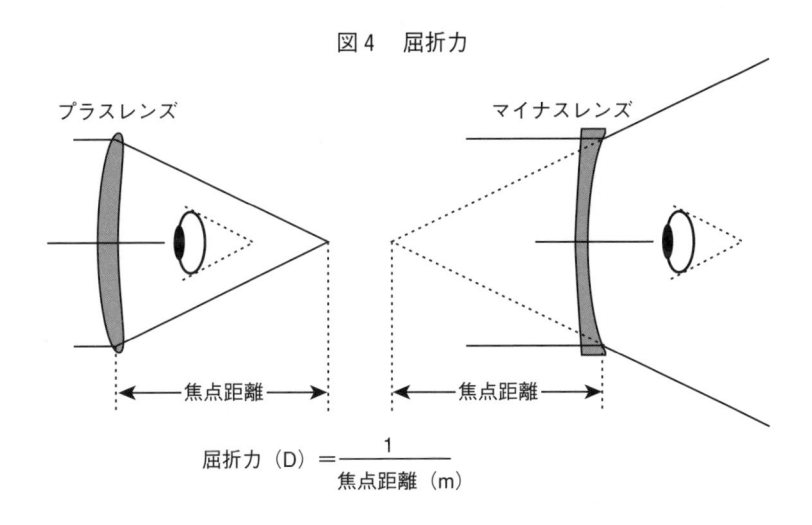

図3　屈折率

屈折率（γ）$=\dfrac{\sin\alpha}{\sin\beta}$

図4　屈折力

屈折力（D）$=\dfrac{1}{焦点距離（m）}$

目の構造と仕組み

Q3 ピント合わせの仕組み
ピントを合わせる水晶体の仕組みはどうなっていますか。

A 水晶体が厚くなったり薄くなったりする

　ものをはっきりと見るには，ピントを合わせる作用が働き，物体像が網膜で結像しなければなりません。角膜・水晶体は強い屈折力を有していますので，光が屈折し小さな眼球の網膜面上で結像することができます。また，水晶体は毛様体筋の作用で水晶体が厚くなったり薄くなったりすることで，ピント合わせの調節をしています。

◐ ピント調整のメカニズム

　毛様体から水晶体赤道部に向かう透明な細い線維を「チン小帯」と呼んでいます。毛様体にはミューラー筋（輪状筋）と呼ばれる小さな輪状の平滑筋があります。これが収縮するとこの輪状の径が小さくなり，チン小帯がゆるみ，水晶体は自らの弾性力により厚みを増します。水晶体の厚みが増すと屈折力が増強し，近くにピントが合うようになります。
　逆にミューラー筋が弛緩すると，チン小帯を介して水晶体の厚みが減り，遠くにピントが合うようになります。この働きを調節といいます。このようにチン小帯は，水晶体を毛様体につりさげる働きと，毛様体ミューラー筋の収縮弛緩を水晶体に伝達し，調節を補助する働きがあります。

図5　調整のメカニズム

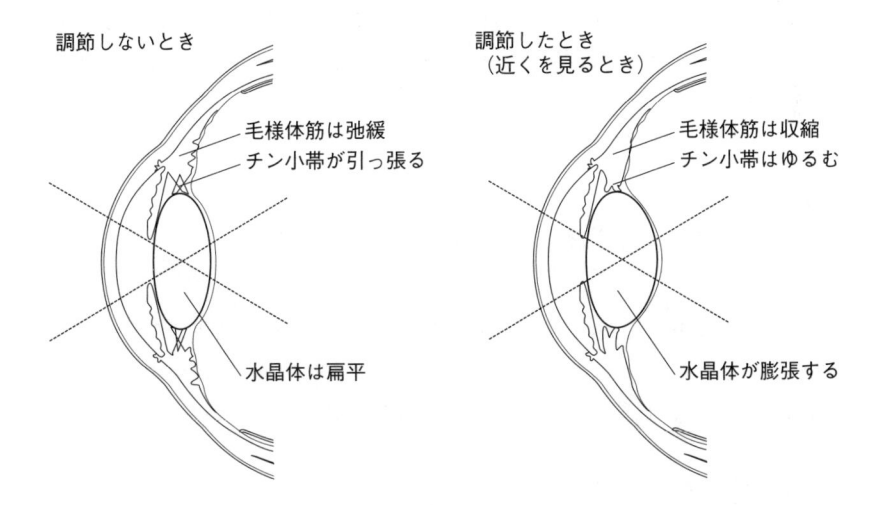

調節しないとき
毛様体筋は弛緩
チン小帯が引っ張る
水晶体は扁平

調節したとき
（近くを見るとき）
毛様体筋は収縮
チン小帯はゆるむ
水晶体が膨張する

目の構造と仕組み

Q4 房水の働き

目の栄養液といわれる房水は、どんな役目と働きをしているのですか。

A 栄養補給と代謝、眼球の形を保つ働き

房水は目の中の栄養液で、透明な組織である角膜と水晶体の栄養補給と代謝をつかさどっています。また、目の中に一定量留まることによって眼内圧（眼圧）を生じ、眼球を一定の形に保つ重要な働きもしています。

●水晶体や角膜には血管がない

房水と接する水晶体や角膜は、透明な組織で血管が存在しません。したがって、これらの組織は血液からの栄養補給を受けることは不可能です。房水が代わりにこれらの組織に栄養補給を行ない、また老廃物を運び出す働きをしています。

房水は虹彩の周辺部の後ろ側にある毛様体から産生されます。血液中の血漿から作り出されますが、血漿とは少し成分は異なります。産生された房水は虹彩の後ろ（後房）から瞳孔縁を通過して虹彩の前面（前房）に流れ出て、しばらく前房に留まります。その後、虹彩と強角膜の間の隅角部に存在する線維柱帯と呼ばれるフィルターを通って、シュレム管に入り上強膜静脈を経て眼外にでます。眼内に一定量留まることによって眼圧が生じ、眼球をある一定の圧で保っているわけです。

図6　房水の流れ

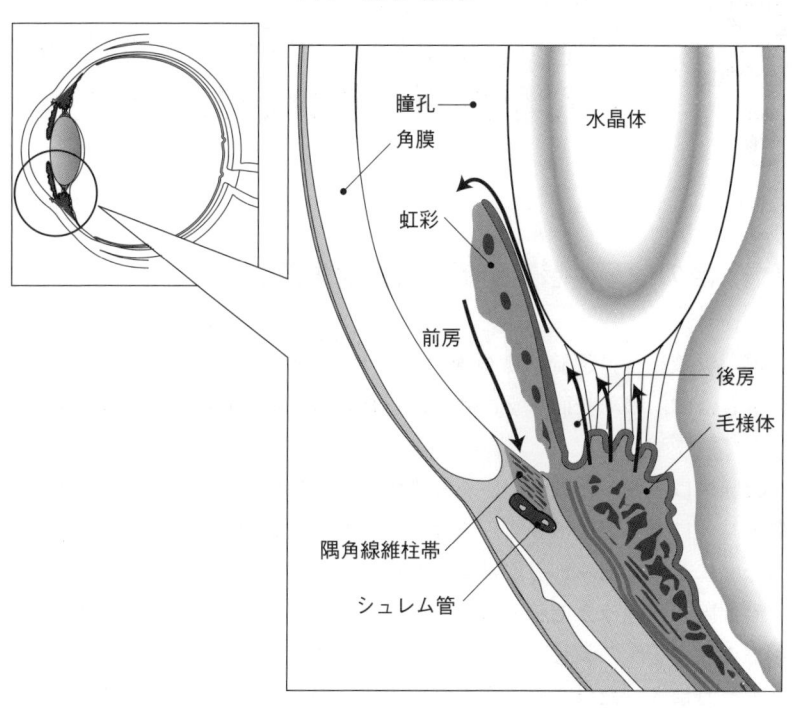

瞳孔
角膜
水晶体
虹彩
前房
後房
毛様体
隅角線維柱帯
シュレム管

目の構造と仕組み

Q5 涙やまぶたの働き

涙も大切な働きがあるそうですが，どんな役割と働きがあるのですか。

A 目の保湿，感染防御，酸素や栄養供給

　涙（涙液）は，涙腺，瞼板腺（マイボーム腺），結膜杯細胞からの分泌物の混合液で，眼球表面を常に潤し，角結膜（角膜・結膜）の乾燥を防ぐ働きをしています。

　涙腺には主涙腺と副涙腺があります。主涙腺は上まぶたの奥にあり，上耳側の結膜にある開口部から，まばたきのたびに涙が分泌されます。泣いたときなどにどっとあふれる涙はここから分泌されます。

　副涙腺にはクラウゼ腺とウォルフリンク腺があり，両者とも結膜に存在し，眼球の表面を常に潤している涙を出しています。

　涙は目に入ったほこりなどを洗い流すほか，抗体やリゾチームを含んでいて感染を防御する働きや，角膜に酸素や栄養を供給する働きをしています。

◯まばたきも大切な役割

　分泌された涙は，角結膜を潤した後，まぶたの鼻側にある上下の涙点から涙小管，涙嚢，鼻涙管を経て，鼻の奥にある下鼻道に排出されます。つまり涙は目から鼻へ流れでるわけです。このような涙の分泌，排出にはまぶたが大切な役割をしています。まばたきによって涙はスムーズに目全体にゆきわたり，また，まばたきのたびに涙小管，涙嚢部などの管腔内の圧力が変動して，涙が鼻涙管の方へ排出されます。

　歳をとると涙の分泌が減少したり，鼻涙管の狭窄を生じたりして，涙の分泌・排出のバランスが崩れ，目が乾きやすいドライアイになったり，涙が目からあふれ出る流涙症になりやすくなります。

まぶたは異物や乾燥から眼球を護り，涙液を混合して角膜上の涙液膜をきれいに形成する働きをしているほか，角結膜の上皮障害を治すのを促進したりする働きもしています。また，まぶたの中には瞼板腺（マイボーム腺）があり，大事な涙液成分の一つである油性成分を供給しています。

《用語解説》
・瞼板腺（マイボーム腺）　上下のまぶたには瞼板という硬い結合組織がある。瞼板腺はその中に存在する脂腺で，その分泌物は瞼縁を滑らかにし，角膜表面を潤す涙液の表面に広がって，涙液の蒸発を防ぐ働きをしている。
・クラウゼ腺　主として上結膜嚢に存在し，直径0.2～0.7mmの大きさで，涙液の中間液層（水層）を形成する涙を分泌する腺。
・ウォルフリンク腺　上眼瞼の瞼板上縁鼻側や下眼瞼の瞼板縁近くの結膜に存在する腺で，クラウゼ腺と同様に涙液の中間液層を形成する涙を分泌している。
・リゾチーム　涙液，唾液及び鼻粘液に含まれる溶菌性酵素，ポリペプチド。

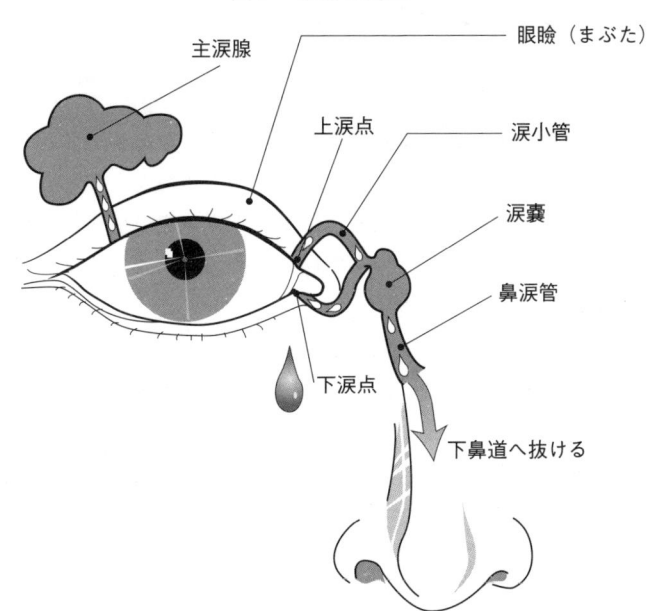

図7　涙器の構造

目の構造と仕組み

Q6

網膜と視神経

像を映し出す網膜の構造はどうなっていますか。

A 視細胞から電気刺激として視神経に伝わる

　網膜の中央部（黄斑）は，とくに錐体という視細胞が多く，視力はこの部分の機能です。錐体は明るい場所で働き，色の識別，視力に関与していますが，網膜周辺に向かって減少し，そこでは杆体という視細胞が増加します。

　杆体は暗い所で働き，光覚を感じます。網膜面で結像した光刺激は，網膜の外層（脈絡膜，強膜寄り）に存在する視細胞で電気刺激に変化します。視細胞には錐体と杆体の2つの細胞があり，視色素と呼ばれる物質が存在しています。この物質の働きにより光エネルギーが電気エネルギーに変換されます。

　電気刺激は，視神経を通じて眼外にでて，大脳後部（後頭葉）にある鳥距溝に送られ，ここで色覚・光覚として認識します。

◯ 10層からなる神経組織

　網膜は緻密な神経組織からなる光の受容体です。顕微鏡で見るとその厚さはわずか200ミクロン（0.2mm）ですが，10層の組織から成っています。強膜から眼の中央部（硝子体側）に向かって，網膜色素上皮層，視細胞層，外境界膜，外顆粒層，外網状層，内顆粒層，内網状層，神経節細胞層，神経線維層，内境界膜と分かれています。

　1層めの網膜色素上皮層は，六角形の網膜色素上皮細胞が一層のシートとなっている層で，視細胞でできた老廃物を除去し，網膜に貯まった水分を汲みだすポンプ作用があります。2層めの視細胞層に視細胞がありますが，これが光の受容体そのものでここで電気エネルギーに変換され，内顆粒層にある双極細胞，神経節細胞層にある神経節細胞を経て大脳へと伝わっていきます。

図 8　網膜の構造〈10層の組織〉

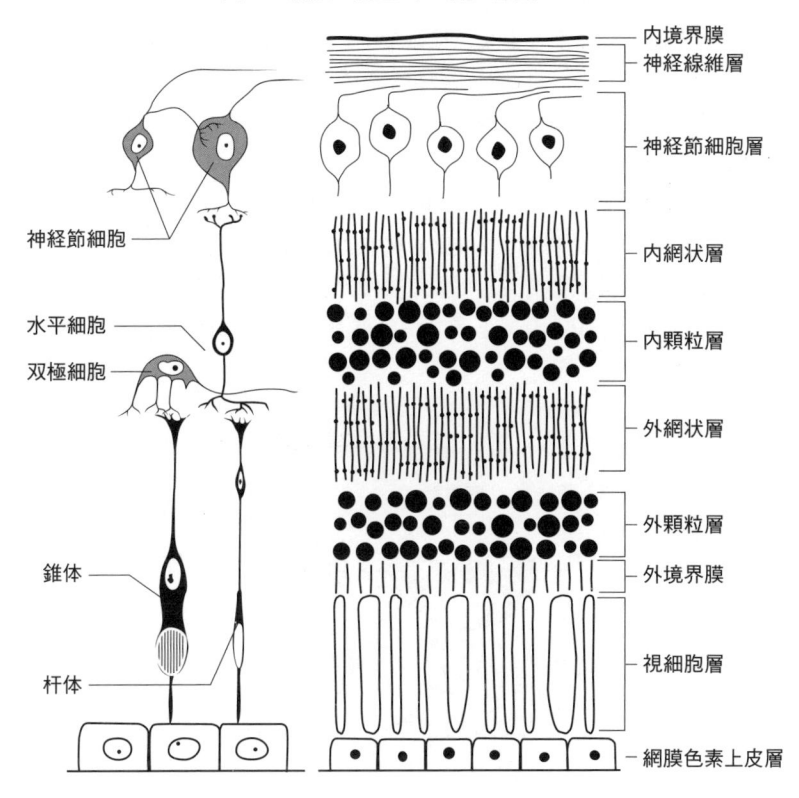

- 内境界膜
- 神経線維層
- 神経節細胞層
- 内網状層
- 内顆粒層
- 外網状層
- 外顆粒層
- 外境界膜
- 視細胞層
- 網膜色素上皮層

- 神経節細胞
- 水平細胞
- 双極細胞
- 錐体
- 杆体

●左脳と右脳で視野をわけている

　視神経と脳のつながりもまた複雑です。左右の眼球から出ている視神経は，視交叉で半交叉して，再び左右の視索となり分かれます。簡単に言うと，網膜の耳側の神経線維は，視野の鼻側の視野情報を伝え，鼻側の神経線維は耳側の視野情報を伝えるわけです。

　したがって，両目とも右側の視野（右目の耳側，左目の鼻側）は左脳で，左側の視野（右目の鼻側，左目の耳側）は右脳で知覚することになります。視交叉で神経線維が半交叉しているので，脳下垂体腫瘍などの視交叉部の病変でこの部分が圧迫されると両耳側半盲（両眼とも耳側部が見えない状態）になります。

図9　目の視神経と脳のつながり

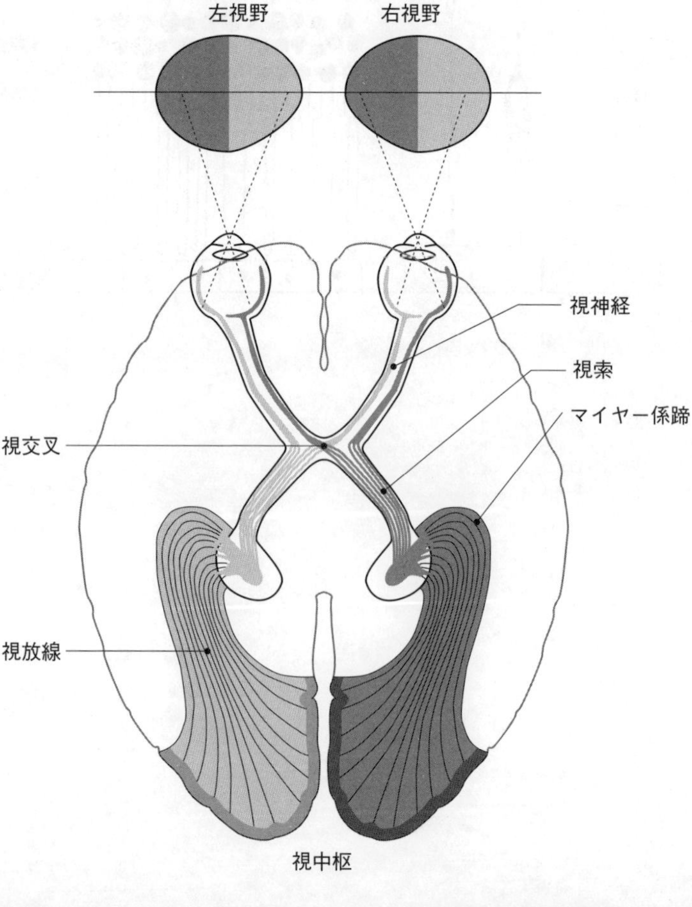

目の構造と仕組み

Q7 片目と両目
片目で見る時と，両目で見る時とでは，そのメカニズムはどう違うのですか。

A 片目ではものを立体的に捉えられない

　片目で見る場合は，ものを立体的に見ることはできません。一方の目をつぶっても立体的に見えるので，不思議に思うかもしれませんが，脳が経験的に遠近感を感じているだけで，実際にはあくまで平面的にものを捉えているのです。これに対して両目で見る時はものを立体的に捉えることができます。両目でものを見ることを，両眼視といいます。

● 3つの機能から成る両眼視

　両眼視機能は，同時視，融像，立体視という3つの機能から成り立っています。

① 同時視
　　両目でものを見たときに，どちらの目も視覚として捉えていること，すなわち右目も左目も見えている状態です。しかし斜視が強く，右目と左目に映る像が異なると，ものが二重に見え（複視），それが長く続くとどちらかの像を頭の中でうち消してしまうので，同時視ができなくなります。つまり左右どちらかの目で見ているわけです。

② 融像
　　同時視ができた上で，右目と左目の像をぴったりと重ねて一つに見る機能のことを言います。同時視があっても，右目と左目の像が異なっている場合は融像ができず，ものが二重に見えて複視を生じます。

③ 立体視
　　同時視も融像もできた上で，ものを立体的に見る機能です。片目の視力が不良であったり弱視があると立体視は落ちます。

目の構造と仕組み

Q8 屈折異常

近視，遠視，乱視といった屈折異常はなぜ起こるのか，そのメカニズムを教えてください。

A 科学的な証明はまだ得られていない

　近視，遠視，乱視などの屈折異常の起こる原因については，まだよくわかっていません。発症原因として遺伝のほか，食事や日常生活といった環境などが考えられています。とくに近視については近見作業（近くのものばかり見て行なう作業）の継続といった環境要因が大きな原因と考えられています。

　しかし，近見作業をあまりしていないのに近視になる人，長時間していても近視にならない人がいます。近見作業の定義やその内容においても差があり，科学的な証明はまだ得られていません。また，屈折異常の左右差についても，なぜそれが起こるのかまだよくわかっていません。通常，左右の屈折異常の程度は同じ場合が多いのですが，中には左右にかなりの差がある人もいます。両目でものを見ていても，通常は優位眼で見ていることが多いのです。これが屈折異常の左右差を生じる原因の一つと考えられていますが，まだその原因はほとんど明らかになっていません。

●屈折異常と関連深い弱視

　屈折異常が原因で視力が極端に弱い「弱視」になることもありますが，弱視には他にも原因があります。医学的に弱視というのは，乳幼児期に視力が発達していく過程において，視力の発達が抑えられた視力障害です。器質的な変化が見られない場合，あるいは器質的な変化はあっても，それでは説明のつかない視力障害を言います。弱視には，次の4種類が挙げられます。

〈弱視の種類〉

① 斜視弱視

　　先天的に斜視があると，斜視になっている目が使われないために視力

が発達せず，弱視になったもの。
② 不同視弱視
　　左右目で屈折異常に大きな差があるとき，不等像視となり，屈折異常の強い方が使われなくなり弱視になる。
③ 屈折異常弱視
　　両目とも屈折異常が強いとき，矯正されなかった場合に，視力が十分発達せずに弱視になったもの。
④ 形態覚遮断弱視
　　先天性眼瞼下垂や先天性白内障，乳幼児期の眼帯装用などのために，その目が使われず弱視になったもの。

図10　屈折異常

正視　角膜を通った光は，角膜と水晶体で屈折し，網膜で焦点があう。

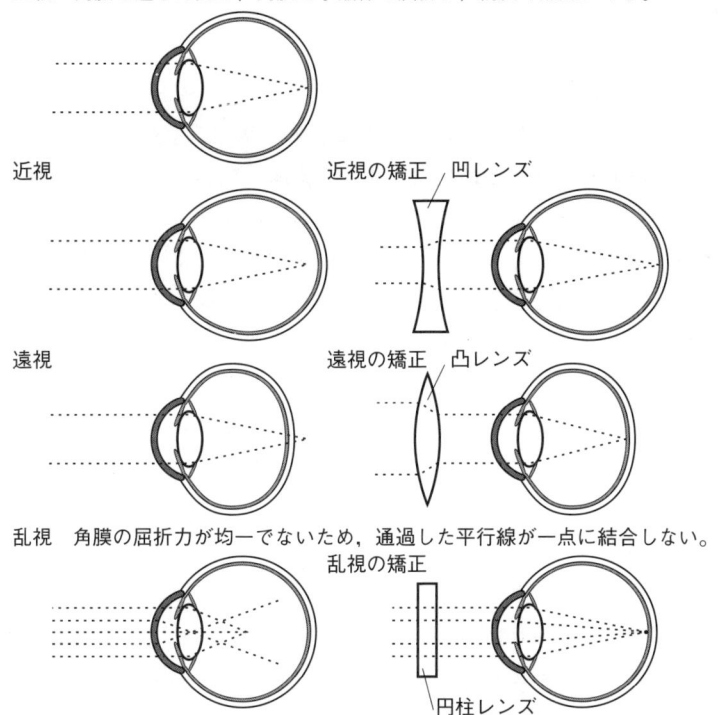

近視

近視の矯正　凹レンズ

遠視

遠視の矯正　凸レンズ

乱視　角膜の屈折力が均一でないため，通過した平行線が一点に結合しない。

乱視の矯正

円柱レンズ

目の構造と仕組み

Q9 色覚異常

色覚異常というのはどのようなもので，なぜ起こるのですか。

A 色の識別が困難となる疾患

昔は「色盲」と言っていましたが，この言葉は通俗語で，色が全く見えないというような誤解を招くので最近は使われません。色覚異常は，明るさや鮮やかさの違いのよって色が異なって見え，色の識別が困難となる疾患です。先天色覚異常のほとんどは赤緑異常で，青黄色覚異常や全色覚異常は非常にまれです。赤緑色覚異常では色相環の赤〜黄〜緑の範囲の色を混同し，赤や緑色の識別が困難です。

●視細胞の錐体は3つ

色の感覚をおこす仕組みについては非常に複雑で，まだよくわかってないところがありますが，簡略化して説明します。光の3原色は赤，緑，青ですが，目の網膜の光受容細胞である視細胞の錐体には，これに対応する赤錐体，緑錐体，青錐体があります。それぞれの錐体が光によって一定の比率で興奮することによって色の刺激が生じ，複雑な神経機構の処理によって脳が固有の色を知覚します。これが色覚です。これらの錐体のうちのどれかが異常であると色覚異常（2色型色覚）になります。また，2つの錐体が異常であるもの，3つとも異常であるものがありますが，これらは非常にまれですので省略します。

● 2色型色覚

2色型色覚には，第1色覚異常，第2色覚異常，第3色覚異常があります。第1色覚異常は赤錐体が異常で，赤色が暗く灰色に見えて識別が困難です。第2色覚異常では緑錐体に異常があり，緑色の識別が困難となり，第3色覚

異常では青色の識別が困難です。なお，第３色覚異常はまれです。

これら色覚異常の本質は一生変わらず治りませんが，色覚異常者は色を注意深く見る習慣を身に付け，経験の積み重ねによって色判断が可能となることが多くあります。

●男子の色覚異常は女子の25倍

赤緑色覚異常は，Ｘ染色体劣性遺伝です。人間の染色体は46個，23対あり，その１対が性染色体で，ＸとＹ染色体です。男子はＸとＹを有し，女子はＸを２個持ちます。赤視色素と緑視色素の遺伝子はＸ染色体に乗っています。男子の場合は，Ｘ染色体が１つなので，異常赤（緑）色素遺伝子があると色覚異常になります。一方，女子の場合は，もう一つのＸ染色体が正常であれば異常染色体は劣性ですので，表現型は正常となり，色覚異常は出現しません。しかし，１対のＸ染色体の両者に異常色素遺伝子が乗ると女子でも色覚異常となります。

日本人の赤緑色覚異常の頻度は，男子は約５％，女子は0.2％です。男子は女子の25倍の色覚異常が発現する理由はここにあります。

目の構造と仕組み

Q10 見え方の異常
色覚異常の他に，ものの見え方の異常は，どのようなものがあるのですか。

A 症状はさまざまです

ものの見え方が異常になるのには，いろいろなケースがありますが，その症状にはおもに次のようなものが挙げられます。

① 変視症

物体が変形してみえる。例えば中心性網膜炎（中心性漿液性網脈絡膜症），糖尿病黄斑症，黄斑変性などで，網膜の中心部，黄斑部を含む部位に浮腫（腫れ）が起こると，網膜視細胞の配列の乱れで起こります。

② 小視症

物体が小さく見える症状。同様に中心性網膜炎（中心性漿液性網脈絡膜症）で黄斑部に浮腫（腫れ）を生じると，網膜視細胞間の感覚が狭まり相対的に物が小さく見えます。

③ 光視症（こうししょう）

光がないのに光を感じる現象。視細胞が刺激されるために生じます。網膜剥離の前駆症状として感じることがあり，その他に外傷，網脈絡膜炎，老化現象による硝子体剥離でも光視症は起こります。

④ 羞明（しゅうめい）

眩しさ。白内障，表層性点状角膜症，虹彩炎などで起こります。

⑤ 色視症

無色の物体に色がついて見えること。老人性白内障で手術を受けた後，ものが青白く見える青視症を訴えることがあります。糖尿病網膜症などで網膜前出血を生じた時は，ものが赤く見える赤視症を自覚します。黄視症はサントニン中毒，黄疸にみられます。

⑥ 飛蚊症(ひぶんしょう)

　　白い壁や青い空を見た時に，蚊や糸くずなどの浮遊物が見えることがあります。その多くは，近視，老化による硝子体の液化変性や後部硝子体剥離で起こりますが，網膜裂孔，網膜剥離，硝子体出血，ぶどう膜炎などの疾病が原因となることがあります。(Q66参照)

⑦ 虹視症(こうししょう)

　　燈火の周囲に虹が見える症状。薄く混濁した角膜によって光が屈折されて起こる現象で，眼圧上昇時の角膜浮腫やびまん性表層角膜炎で自覚します。

⑧ 複視

　　ものが二重に見えること。片目を覆うと消える場合は，両眼性複視で，外眼筋麻痺が原因です。外眼筋を支配している神経麻痺が原因であることが多く，その原因疾患として頭蓋内疾患(とうがいないしっかん)，糖尿病，高血圧などによる場合があり，全身検査が必要です。

2 誰にも起こりうる目のトラブル

目のトラブル

Q11 さまざまな症状
目の調子が変だなと思ったとき，その症状から考えられる目の病気について教えてください。

A よりよい治療のためにも早期発見を

いわゆる老眼になってくると，小さい文字が読みづらくなったり目がかすんだりといった自覚的症状が現れますが，他の目の病気にもさまざまな前兆となる症状があります。よりよい治療をするためにも早期発見が必要です。ここではとくに重要な症状を4つ挙げてみましょう。

● 目がかすむ，ぼやける，視力が低下した

中高年以上の方に徐々にこのような症状が現れてきた場合は，圧倒的に白内障が多いのですが，急に，あるいは比較的短期間に現れてきた場合，次のような病気も考えなければなりません。

① 網膜動脈閉塞症

眼の栄養を補給する動脈血管がつまってしまう病気です。網膜動脈の本幹がつまると，急に目の前が真っ暗になり視力が0.01以下になってしまうこともあり，網膜動脈の分枝がつまると，視力は保たれますが，その閉塞した領域に相応した視野の欠損がおこります。全身疾患として高血圧や動脈硬化，不整脈などがある方に多く，網膜血管内に血栓や塞栓などができることが原因となります。

② 網膜静脈閉塞症

眼内から出ていく網膜の静脈血管がつまって，血液成分があふれ出て網膜内に出血と浮腫をおこす病気です。網膜動脈閉塞症ほどの突発的な視力低下ではありませんが，出血と浮腫が網膜の中心（黄斑）に及ぶと，著しい視力低下をきたします。やはり中高年に多く，この病気も高血圧や動脈硬化などの全身疾患のある方に多く発症します。

③ 硝子体出血

　　網膜の血管瘤（血管のこぶ）の破裂や，網膜裂孔（網膜の裂け目）などが原因となっておこる眼内への出血です。前者は高血圧，動脈硬化に伴うことが多く，後者は生理的な加齢変化である硝子体ゲルの液化変性（生卵の白身のような硝子体がさらさらとした水に変化する）の結果生じる後部硝子体剥離に伴ってまれに起こることがあります。また，糖尿病に長期間罹患している方に，もろくなった網膜血管や新生血管が破綻してこのような出血を起こすことがあります。

●目がだるい，虹の輪のようなものが見える，視野が狭い

　緑内障の疑いがあります。緑内障とは眼圧が相対的に高くなって，視神経が圧迫されて障害され，視野が狭くなってくる病気です。緑内障のほとんどは症状がないタイプが多いのですが，眼圧が高いタイプの緑内障ではこのような症状が出現することがあります。なお，視野が狭いという自覚症状が現れた頃は緑内障の末期近くに進行している場合が多いです（Q47参照）。

●虫が飛ぶ（飛蚊症），視野が一部欠けてきた

　網膜剥離の疑いがあります。網膜とはカメラのフィルムに相当する膜で，これがはがれてしまうとその範囲がまったく見えなくなり，放っておくと全剥離に進行して完全に失明してしまいます。

●中心がゆがんで見える，暗点がある

　黄斑変性，黄斑円孔，黄斑上膜など，網膜の中心で一番感度の高い黄斑部の病気が考えられます。これらの病気の好発年齢もやはり60歳代以降で，加齢による変性が主な原因です。

表1 自覚症状と考えられる目の病気

自覚症状	考えられる目の病気
目が疲れる	遠視，近視，乱視，老眼，眼精疲労，潜伏斜視，緑内障の初期など
目が痛い（目が重い，鈍い痛み）	虹彩炎，眼精疲労，緑内障，角膜潰瘍，角膜ヘルペスなど
目が赤い	結膜炎，結膜下出血，毛様体の炎症など
まぶたがはれる	ものもらい（麦粒腫），霰粒腫，眼瞼炎，アレルギー性結膜炎，流行性角結膜炎など
光がまぶしい	白内障，角膜の病気（異物感や流涙を伴う場合）
目がかすむ（徐々に起こる場合）	白内障
一時的に目がかすんで元にもどる	緑内障（眼圧の変動があるとき），血液循環の乱れ
急激な視力低下	網膜動脈閉塞，眼底出血，網膜剥離，視神経症，緑内障発作など
虹輪視（灯火の周りに虹色の光の輪が見える）	ある種の角膜の病気，緑内障
物が二重三重に見える（片目で）	乱視，角膜の濁り，白内障など
暗いところに入ると見えにくい（夜盲）	ビタミンA不足，網膜や脈絡膜の病気
黒いものや糸屑のようなものがちらちら見える（飛蚊症）	硝子体の老化現象による液化変性，眼底出血や網膜剥離（視力障害を伴う場合）
視野が欠ける（視野狭窄）	眼底出血，網膜剥離，緑内障，脳内出血，脳腫瘍など
視野の中心に見えない部分がある	視神経症，中心性網脈絡膜症，黄斑変性，黄斑円孔など

目のトラブル

Q12 老眼と目の若さ
老眼になるのが遅い人もいるようですが,「目の若さ」はどれくらい個人差があるものですか。

A 基本的には,目の若さの個人差はない

　老眼とは,年齢をとるにしたがって,ものを見るときにピント合わせをするレンズである水晶体の弾力性が衰え,その結果,目の調節力がだんだんと弱くなっていく状態です。したがって基本的には,老眼になる年齢差,目の若さの個人差,目の左右差というものはありません。

◯70歳でほとんど0Dに
　目の調節力とは,遠点から近点の間の調節域の域値を,レンズの度（D：ジオプター）で表したものです。遠点とは調節力をまったく休止したときにピントが合っている距離,近点とは調節力を最大限に働かせてピントが合う距離のことです。この調節力は10歳代前半の約13Dをピークに年々徐々に低下していき,70歳になるとほとんど目の調節力は0Dになります。

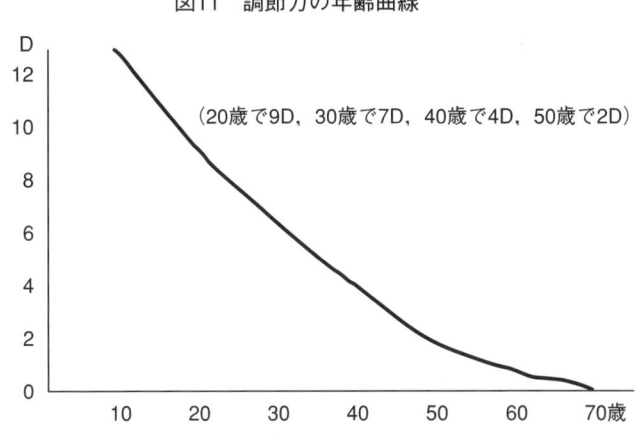

図11　調節力の年齢曲線

（20歳で9D,30歳で7D,40歳で4D,50歳で2D）

●近視の人も老眼になる

　よく近視の人は老眼にならない，もしくはなるのが遅いと言われていますが，そうではありません。近視の人はもともと調節力をまったく使わなくても，ピントの合う遠点が目の前数十センチという近くにあります。したがって近くを見るのにほとんど調節力を必要としないため，老眼ではないように感じられるわけです。

●老眼の進行は予防できない

　読書家とあまり読書しない人では，目の酷使の仕方も違うのだから，目の老化にも個人差があるのではないか。そのような質問をよく受けますが，老眼は加齢による変化が唯一の原因であり，その進行を予防する方法は残念ながらありません。読書などの近見作業を続けることによって，確かに眼の調節力は一時的に低下します。昼間は近見作業に差し支えないのに，夜になると新聞の細かい字が見にくいといったことなどはよく経験されることだと思います。しかし，これは休息によって回復するもので，調節力の低下が蓄積されて眼の老化を加速させるといったことはありません。

　白内障や緑内障は，老眼を自覚する年代に多くみられるという共通点はありますが，病気としてはまったく別なものです。ただ，加齢が原因の白内障の場合，最近は紫外線や活性酸素がその原因のひとつとされており，これらを遠ざけることが進行防止に役立つと言われています。

目のトラブル

Q13

アレルギー性結膜炎

アレルギー性結膜炎と診断されましたが，これは体質が主な原因なのですか。

A 遺伝的な素因を持っている

　アレルギー性結膜炎，アレルギー性鼻炎，アトピー性皮膚炎，アトピー性気管支喘息などを総じてアレルギー性疾患と呼んでいます。これらの症状を発症する人は，アレルギーの原因となるアレルゲンと反応する抗体（タンパク質）を体の中に作りやすい遺伝的な素因を持っています。

○スギ花粉がアレルゲンとなる人は日本人の約7％

　さまざまな花粉，塵埃，ダニ，点眼薬などもアレルゲンになり，どのアレルゲンに過敏性ができるかも遺伝的に決まっているとされています。症状の軽微なものを含めると多くの人に見出されるもので，最も有名なスギ花粉に対してアレルギー性結膜炎，鼻炎を起こす素因のある人は，日本人の約7％と言われています。

○治療法

　花粉に過敏な人は，その季節にアレルゲンになるものとの接触をできるだけ避けることが先決です。花粉症専用マスクや保護眼鏡などを着用し，抗アレルギー剤の点眼，内服を続けることで軽快します。
　症状が強い場合は減感作療法といって，少しずつ症状を和らげるようにもっていく治療法もありますが，これには数カ月間の通院が必要となります。

目のトラブル

Q14 目が乾いて疲れやすく，ドライアイと診断されましたが，どういうメカニズムから発生するのですか。

A 涙の基礎分泌の減少や，成分の異常

　涙は角膜の表面を潤し，角膜を乾燥から守っています。この涙は瞬目（まばたき）によって入れ替わりますが，ドライアイとは，涙が少なかったり，涙の層が乱れて早く乾燥しやくなったりする状態です。これは涙の基礎分泌が減少していることや涙の成分の異常によっておこりますが，決して特殊な病気ではなく，かなりの頻度でみられることがわかってきました。パソコンなどの画面を集中して見ていると，まばたきの回数が通常の3分の1くらいに減り，涙の層が薄くなったり途切れたりして目の乾燥感を自覚するようになります。

○テクノストレス眼症

　近年，ワープロやコンピュータ作業をしている人に生じるテクノストレス症候群（VDT症候群）という病気が注目されています。VDTとは，Visual Display Terminalの略ですが，VDT症候群（VDT作業によって生じる身体症状）のうち，とくに目の症状をテクノストレス眼症と呼んでいます。これはコンピュータのモニター画面，入力用キーボード，プリンターなどを含むVDTを使用する作業を長時間続けている人たちに眼の疲れや乾燥感などをきたしてくる状態です。モニター画面の照度による疲れ，電磁波が目に及ぼす影響，比較的近くの距離を長時間見続けているということの他に，空調設備の行き届いた部屋にいることなども関連しています。

　空調設備の整った環境下では湿度が低く，空調の風による涙の蒸発が増え，さらには画面を見ることに集中して瞬きの回数が減少し，ドライアイの状態になっていることも重要な原因といわれています。

⬤ モニターの高さ調整や適度な休息を

　上方視の方が下方視に比べて涙の蒸発が亢進します。ですからパソコン作業などを長時間行なう際には，モニターを見る視線がやや下向きになるようにモニターの高さを調整しましょう。また，意識して瞬きの回数を多くすることに心がけて，30〜40分ごとに10分程度の休憩をとり，必要に応じて人工涙液（涙と同じような成分の点眼薬）を使用することが大切です。

目のトラブル

Q15 眼精疲労

眼精疲労という言葉をよく聞きますが，それは医学的にはどういう状態のことですか。

A 全身的な症状を伴う

これは単なる眼の疲れだけでなく，全身的な症状を伴います。眼を持続的に使ったとき，健常者では疲れない程度でも疲れて，眼の重圧感，眼痛，頭痛，視力低下，肩こりなどが生じ，はげしいときには悪心，嘔吐まできたして作業が続けられなくなる状態を言います。

● 症状・原因による分類

眼精疲労の症状や原因によって次のように分類されています。

① 調節性眼精疲労

　乱視，遠視，近視，老視などの屈折異常のある人が，適正な眼鏡を装用することなく作業を続けた時に起こります。

② 筋性眼精疲労

　斜視，斜位などの眼位異常が原因となっておこります。プリズム眼鏡や場合によっては斜視手術が必要になることがあります。

③ 症候性眼精疲労

　角膜炎や結膜炎，緑内障や白内障などの眼疾患があるためにおこる疲労です。角膜炎や結膜炎では，目の違和感や痛みを自覚することが多いのですが，白内障や緑内障では自覚症状は乏しく，その初期には眼精疲労の症状をきたすことがあります。白内障や緑内障は，その発症年齢が老眼の進行する中高年の年代にほぼ合致していることもあり，早期発見の症状として重要なものです。

④ 不同視（不等像）性眼精疲労

　左右眼の屈折状態（近視，遠視，乱視）に差があるために長時間の作

業でおこることがあります。左右に3D（ジオプター）以上の差がある場合は，不等像視の問題から眼鏡による矯正は困難で，コンタクトレンズによる矯正が必要となります。

⑤ 神経性眼精疲労

　神経衰弱やヒステリー症が原因で眼精疲労をきたすこともあります。

⑥ その他

　上記に該当する原因がなくても，最近は長時間連続するパソコンなどのOA機器作業が原因となる眼精疲労（テクノストレス症候群）が注目されています（Q14参照）。

目のトラブル

Q16 まぶたの病気
60歳の女性ですが、眼瞼下垂と診断されました。このまま放っておくとどうなるのですか。手術は必要なのでしょうか。

A 先天性と後天性がある

　眼瞼下垂(がんけんかすい)の原因にはいろいろありますが、最も多いのは先天性眼瞼下垂といって、生まれたときから上眼瞼を挙げる眼瞼挙筋の働きが悪いものです。下垂の程度が強く、目の瞳孔をふさぐようであれば視力の発達が悪くなります。これは幼児期に手術の対象になりますが、軽度な場合はそのまま経過観察となります。

● 後天性の眼瞼下垂
　この方は60歳になって指摘されたということですので、次にあげる後天性のいずれかが考えられます。

① 加齢性の眼瞼下垂

　後天性眼瞼下垂の中で最も多いのは加齢性眼瞼下垂で、老化により眼瞼挙筋の筋肉や腱が細くなったり、弛緩や断裂が生じて挙筋作用が低下しておこるものです。コンタクトレンズの長期装用や眼手術が原因になることもあります。放置しても差し支えないのですが、視野に影響が出た場合や、整容的見地から手術適応となります。手術（眼瞼下垂手術）では眼瞼挙筋を縫い縮めたり、腱膜の縫合などを行ないます。その他、神経や筋肉の病気が原因で眼瞼下垂がおこることがあります。

② 筋無力症によるもの

　神経と筋接合部で刺激が正常に伝達されない病気です。朝方は正常に眼瞼が開いているものの、時間の経過とともに眼瞼下垂の程度がひどくなる「疲労現象」が特徴です。胸腺腫という腫瘍を合併していると、全身の筋無力症の部分症状として発症していることもあり、全身疾患の検

索が必要になります。症状が固定してから手術を考えます。
③ 動眼神経麻痺によるもの
　脳腫瘍や脳動脈瘤，糖尿病や高血圧症が原因となって，上眼瞼挙筋の支配神経である動眼神経が障害されることによっておこります。とくに脳腫瘍や脳動脈瘤が原因のものは発症が急激で，放置すると生命に関わることから，一刻も早く脳外科的治療が必要となります。

図12　加齢性眼瞼下垂の手術（右目）

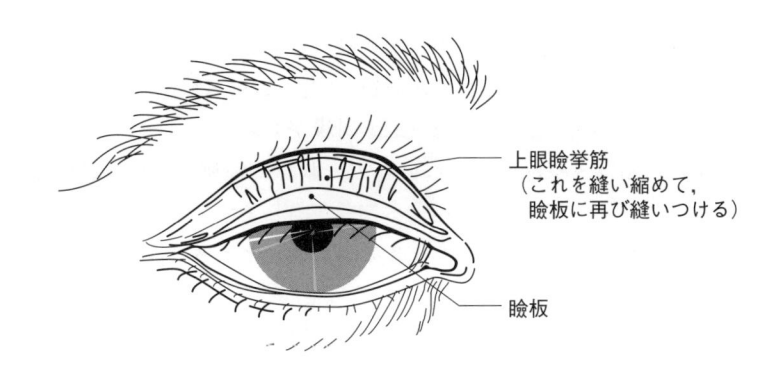

上眼瞼挙筋
（これを縫い縮めて，
　瞼板に再び縫いつける）

瞼板

◆コラム◆　他のまぶたの病気

　まぶたには脂腺の一種であるマイボーム腺，まつ毛の根もとにある皮脂腺のツァイス腺，汗を分泌するモル腺があります。ここに細菌が感染すると炎症をおこしてまぶたがはれてきます。俗に，めいぼ，めばちこ，ものもらいなどと呼ばれるものです。これらはいずれも眼瞼の急性化膿性炎症（麦粒腫），または慢性肉芽性炎症（霰粒腫）という病気です。抗生物質の点眼や軟膏塗布をおこなっても軽快しない場合は，切開して膿を出します。

目のトラブル

Q17 斜視の矯正

息子（6歳）の目つきが斜視のようで気になります。早めに矯正した方がよいのですか。

A 内斜視，外斜視，上下斜視がある

　ものを見たときに，片方の目が目標の方向を見ていて，もう片方の目が目標と違う方向を見ている状態が斜視です。これには違う方向を見ている目の向きによって内斜視，外斜視，上下斜視があります。

　乳児の顔は鼻根部の幅が広いため，眼球の鼻側の白い強膜が見えにくく，一見，より目（内斜視）に見えることがあります。これは偽斜視という見かけ上の斜視ですから心配はありません。成長とともに成人の顔貌に近づけば目立たなくなります。

　上下斜視は，内斜視または外斜視と合併していることが多いので，内斜視・外斜視について説明しておきましょう。

① 内斜視

　内斜視は生まれつきの「先天性内斜視」と，遠視があるために近くを見るときに過度に調節が働き，目が内側に寄ってしまう「調節性内斜視」，およびその両者が混在している状態があります。この男の子は6歳ということですので，調節性内斜視か両者の混在が考えられます。遠視がある場合は眼鏡で矯正することが可能ですが，生まれつきのものと遠視を眼鏡で矯正しても目の位置がまっすぐにならない場合は，なるべく早く手術をした方がよいでしょう。

② 外斜視

　常に片方の目が外側に向いている「恒常性外斜視」と，遠くを見ているときやぼんやりしているときに外側にずれてしまう「間歇性外斜視」があります。恒常性外斜視は，片方の目に病気や強い遠視や乱視などが

あることが多いので，ほとんどの外斜視は間歇性外斜視という型でみられます。この外斜視は普段はきちんとまっすぐな方向を見ているので視力は正常に発達します。また，立体視などの両眼視機能も比較的良いことが多いので，急いで手術をする必要はありません。ただし，目のずれがひどく気になるようになったり，両眼視機能が良くない場合には手術をした方がいいでしょう。

図13　内斜視と外斜視

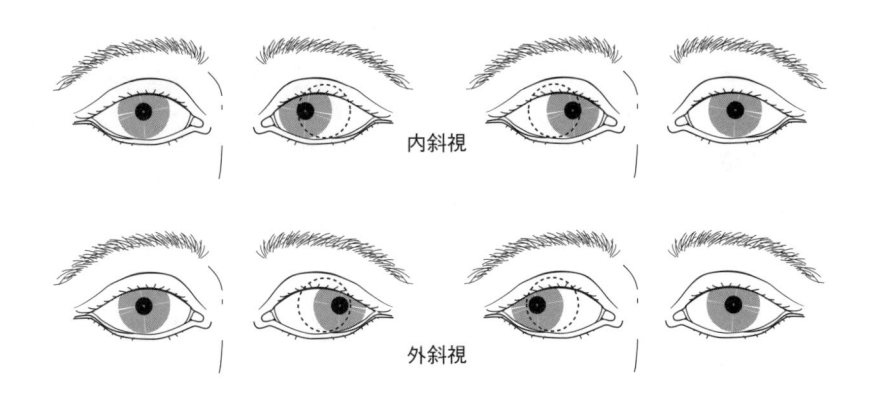

◯斜視の手術

斜視の手術は，水平斜視（内斜視・外斜視）の場合，眼球に付着している内直筋（眼球を内転させる働きをする）と外直筋（眼球を外転させる働きをする）をいったん眼球から切離して，その位置や強さを調整したあと，再度眼球に縫着する術式です。成人では局所麻酔でできますが，小児の場合は全身麻酔が必要です。

斜視角の大きいものでは，一度の手術で完全には正位に戻らないこともあり，また外斜視の術後にわずかな内斜視，逆に，内斜視の術後にわずかな外斜視が発現することもあります。その場合，斜視角の落ち着く術後3〜6カ月を待って，それ以降に再手術を行なうことがあります。局所麻酔の場合は通院での手術が可能です。

目のトラブル

Q18 コンタクトレンズの障害
コンタクトレンズの障害が増えていると聞きますが，どんな障害が多いのですか。

A 最も多いのは結膜充血，角膜上皮障害

　コンタクトレンズ（CL）は目の表面の角膜に直接（涙を介して）装着するものですから，レンズの誤った装用方法でさまざまな眼の障害をきたします。最も多いものはレンズの長期装用や汚れたレンズの装用による結膜充血，角膜上皮障害です。

●細菌やかびなどの感染に注意
　軽度な症状はレンズの装用を中止し，点眼薬を使用することによって治りますが，ひどくなると傷ついた角膜に細菌や真菌（かび），アカントアメーバ（原生動物）が感染し，角膜混濁を残したり，失明に至ることもあります。
　また，レンズの表面に付着した埃や花粉，タンパクなどが原因で，まぶたの裏側に多数の隆起性病変ができる巨大乳頭性結膜炎に代表されるアレルギー反応もまれにみられます。この症状は，ハードコンタクトレンズ（HCL，酸素透過性ハードレンズを含む）では少なく，従来型ソフトコンタクトレンズ（SCL）の着用者に，より多くみられます。
　なお，ソフトコンタクトレンズについては，近年普及しているディスポーザブルSCL（Q79を参照）の方が，従来型のSCLよりも目にとって安全であると言われています。

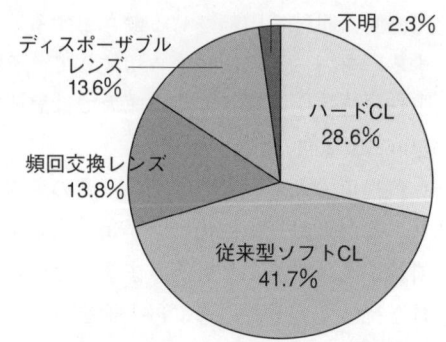

図14　眼障害を起こしたCLの種類と割合（日本の眼科71巻，2000年）

- 不明 2.3%
- ディスポーザブルレンズ 13.6%
- 頻回交換レンズ 13.8%
- ハードCL 28.6%
- 従来型ソフトCL 41.7%

目のトラブル

Q19 近視矯正手術
最近普及している近視矯正手術は安全と聞いていますが，問題点はなにもないのですか。

A ほぼ安全な手術となっているが，問題点もある

　どんな手術でも100％安全といったものはありません。LASIKという近視矯正手術は安全性は高い（90％以上）術式ですが，ある程度の危険性や問題点はあります。LASIK（Laser in situ keratomileusis，レーザー角膜内切削形成）は近視矯正手術（屈折矯正手術）の代表的な術式で，エキシマレーザーという特殊なレーザー光線を眼の角膜に照射し，角膜を平たくすることで角膜の屈折力を弱め，近視を軽くする，もしくは近視をなくす手術方法です。最新の機器を用いれば裸眼視力2.0を得ることも夢ではなく，眼鏡やコンタクトレンズを使うことの煩わしさから逃れることが一番のメリットです。しかし，すべての近視がこの手術で治すことができるというのではなく，また，問題点もあります。手術は外来通院で行なうことができ，片眼の手術時間は10〜15分くらいですみますが，健康保険の適応外なので片眼10〜20万円程度の費用が必要です。以下に手術の適応と問題点を述べます。

○**近視矯正手術の適応**（日本眼科学会ガイドラインより）
- 眼鏡，コンタクトレンズの装用困難な者
- 20歳以上
- 2D以上の不同視
- 2Dを越える角膜乱視
- 3Dを越える屈折度の安定した近視
- 他に目や全身の病気がない
- 屈折矯正量　原則6Dを限度，10Dを越えない
- 日本眼科学会が指定する講習会を受講した眼科専門医が施行すること

●近視矯正手術の問題点

- 必ずしも100％望みどおりの屈折状態にはならないこと（近視が残ったりすること）。
- 術後しばらく異物感を感じることがあること
- 暗所でやや視力低下を生じることがあること
- 角膜知覚低下とドライアイが起こることがあること
- まれに重篤な角膜感染を起こす危険性があること

●遠視矯正はまだ正確性を欠く

　角膜中央部の屈折力を弱めることによって近視の矯正ができるように，逆にレーザー照射部角膜の屈折力を強めることで遠視の矯正も行なうことができます。ただし，この遠視矯正に関しては矯正度数の正確性を欠くことから，まだ近視矯正ほど一般には施行されていません。

　また，生まれつき角膜の比較的表層に混濁を生じる角膜変性症，角膜白斑（はくはん）などの疾患に対して，その病変部を削除して透明にするような手術（治療的レーザー角膜表層切除術）も行なわれておりますが，これは健康保険の適応が認められています。

図15　レーザーによる近視矯正手術（LASIK）

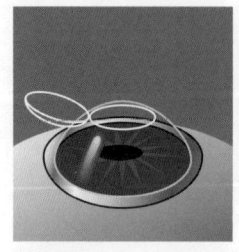

点眼麻酔をして，フラップ（削った角膜弁）を開く

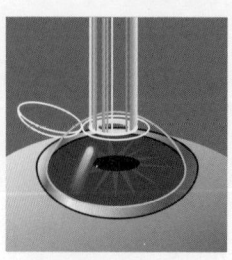

エキシマレーザーを角膜に直接照射する

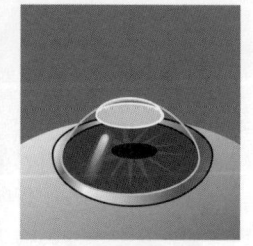

フラップを元にもどし，接着するのに約3分間

目のトラブル

Q20 紫外線の害

紫外線に長時間さらされると目のトラブルの原因になると聞きますが、どういう疾患になりやすいのですか。

A そのほとんどは角膜疾患

　紫外線は可視光線よりも波長が短い電磁波で、その波長は400ナノメーター（nm）以下です。太陽光にふくまれる紫外線は300～400nmで、殺菌灯や溶接光などの人工灯にはより波長の短い紫外線が含まれています。ほとんどは角膜で吸収されることから、紫外線による目の障害は角膜疾患（角膜上皮の障害）が大勢を占めます。

●雪眼と電気性眼炎

　太陽光による角膜障害を俗に雪眼（ゆきめ）といい、スキーや登山などの際にゴーグルやサングラスを装用しない場合におこります。保護眼鏡を装用しないで殺菌灯や溶接光を見つめた場合におこるものを、電気性眼炎といいます。短波長の紫外線をあびた電気性眼炎の方が障害は強いのですが、雪眼にしても、眼の痛み、充血、流涙などの症状が数時間から半日後に急激におこってきます。

　また、水晶体や眼底の黄斑部まで紫外線が達し、その長期間の曝露によって活性酸素が発生することで、白内障や加齢黄斑変性が発症することも最近わかってきています。

目のトラブル

Q21

中途失明原因の疾患

日本人の中途失明原因のトップは，糖尿病網膜症と聞いていますが，ほかにどんな疾患が多いのですか。

A 加齢黄斑変性が増加している

　日本人の中途失明原因の第1位は，依然として糖尿病網膜症ですが，これに次いで頻度が高いのは白内障，緑内障，網膜色素変性症などです。近年，3位である緑内障に次いで加齢黄斑変性の割合が増えてきています。欧米諸国では加齢黄斑変性が失明疾患の第1位となっていますが，わが国もそれに追従する傾向にあり，近い将来，糖尿病網膜症による失明率を超えることが予想されています。

　なお，ここで言う失明とは，全く見えないというものではなく，日常生活が困難な社会的失明をも含んでいます。

● 失明原因となる主な病気

　失明原因となる目の病気については，第5章で詳しく述べていますので，ここではその主なものを簡単に触れておきましょう。

① 緑内障

　眼の中を流れる房水の排出が滞って眼圧が高くなり，視神経が障害されて網膜からの視覚情報が脳に伝わらなくなる病気です。視野が徐々に狭くなっていき，最後には視力も損なわれる病気です（第4章参照）。

② 加齢黄斑変性症

　カメラのフィルムにあたる網膜の中心である黄斑という部位に，著しい老化現象がおこり，視力が低下していく病気です。病型で分類すると，萎縮型（非滲出型）と滲出型の2つのタイプがあります。萎縮型は比較的病状の進行はゆっくりで，高度の視力低下をきたすことは少ないのですが，滲出型は黄斑組織内に出血したり網膜の変性をおこして著しい視

力低下をきたします。
③ 網膜色素変性症
　網膜の視細胞という光を感知する細胞の機能が損なわれる病気で，おもに桿体細胞という網膜の周辺部に存在し，暗いところでのものの見え方を担っている細胞が侵されるため，早期には夜盲，視野狭窄が主症状として現れます。これが末期になると，明るいところでものを見分けたり色を識別する錐体細胞（黄斑部に高密度に存在）も侵されるため，中心視力が低下し，失明に至ることがあります。

④ その他の失明原因疾患
　眼外傷や網膜剥離，白内障，網膜血管病変（網膜動脈閉塞症，網膜静脈閉塞症），視神経炎などがあります。

図16　国内の視覚障害の原因疾患（中江公裕ら，厚生の指標38巻　1991年）

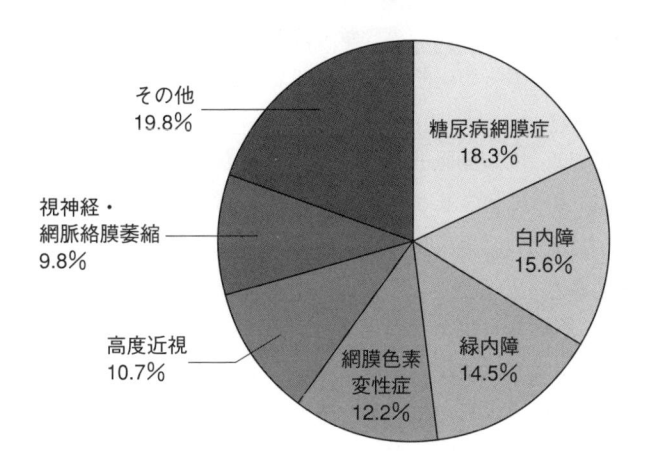

- その他　19.8%
- 糖尿病網膜症　18.3%
- 白内障　15.6%
- 緑内障　14.5%
- 網膜色素変性症　12.2%
- 高度近視　10.7%
- 視神経・網脈絡膜萎縮　9.8%

《用語解説》
・社会的失明　通常の日常生活に必要な視力を失った状態で，一般的に両目の視力（矯正視力）が0.1以下になった場合をいう。

目のトラブル

Q22 怖い，突然失明

突然，目が見えなくなるといった疾患にはどんなものがありますか。

A 血管障害，視神経症，網膜剥離，急性緑内障など

　急に見えなくなる目の病気としては，眼内を循環する血管の障害に起因するいくつかの疾患のほかに，眼の情報を脳に伝える視神経の炎症，網膜剥離，急性緑内障などが考えられます。

●突然失明の原因と症状

「失明が怖い目の病気」については，第5章で詳しく述べています。ここでは，突然目が見えなくなる病気の概略を説明しておきます。

① 網膜中心動脈閉塞症
　　心臓を出た動脈は，内頸動脈→眼動脈→網膜中心動脈となり，視神経内を貫いて眼内に入っていきますが，この動脈に血栓や塞栓ができて閉塞することにより突然の暗黒視をきたします。

② 網膜中心静脈閉塞症
　　動脈とは逆に，眼球から視神経内を通って出ていく一本の太い静脈に血栓などができてつまり，静脈壁が破綻することにより，突発的に視神経乳頭部より網膜内に大出血を起こし，視力が低下します。

③ 網膜下（黄斑部）出血・硝子体出血
　　加齢黄斑変性症の滲出型や網膜の網膜動脈瘤の破裂，網膜の裂孔形成，糖尿病網膜症（新生血管を生じる増殖型）が原因で起こることがあります。黄斑の中心に出血が及べば中心暗点を自覚し，硝子体出血が大量に起これば視野全体のかすみを生じてきます。

④ 視神経症（炎）
　　眼からの視覚情報を脳に伝える視神経が，感染やアレルギーなどで炎

症をおこすとさまざまな視野異常を伴って視力低下をきたします。多発性硬化症など，全身の神経疾患の部分症状として発症することもあり，全身的な神経内科学的検査が必要です。

⑤ 網膜剥離

剥がれた網膜に相当する視野欠損が症状ですが，急速に剥離が進行して黄斑が剥がれると著しい視力・視野障害がおこります。

⑥ 急性緑内障

緑内障の多くは徐々に視野欠損が進行する慢性タイプですが，突然眼圧が極端に上昇して見えなくなる急性緑内障発作もあります。視力障害のほか，激しい眼痛，頭痛，吐き気を伴うことが多く，内科・脳外科の病気と思われ，眼科受診が遅れることもあるので注意が必要です。

《用語解説》
- 血栓と塞栓　血栓とは，血管内に血液のかたまりができてその部位にとどまっているもので，塞栓とは，このかたまりが血管内を移動して他の部位の血管に詰まったものです。血管内膜の一部が剥げ落ちて塞栓となることもあります。動脈硬化症や糖尿病，心臓病などの基礎疾患があると発症する頻度が高くなります。
- 中心暗点　視野の中央部が見えにくくなる症状。

③ 白内障の症状と治療法

白内障の種類と症状

Q23 白内障急増の原因

近年，白内障は急増しているそうですが，やはり高齢化が一番の要因なのですか。

A 50歳代で約50％，80歳以上ではほぼ100％

　そうです。白内障の原因で一番多いのは加齢によるものです。全国的に確実な統計はありませんが，初期のものまで含めると50歳代で約50％，60歳代で約70％，80歳以上ではほぼ100％の方に白内障があるといわれています。高齢者人口が増えたことで，それだけ白内障になっている人の絶対数も増えているものと考えられます。しかし，白内障にかかる確率が高くなったというわけではありません。

◯白内障の情報が身近になった

　白内障手術についての詳細は後述しますが，手術の安全性が高まったことと，手術をする時期が以前より早まっているため，手術数自体が増加傾向にあります。現在日本では年間約80万件の手術が行なわれています。インターネットで手術の紹介をしている病院や，自分の手術体験を紹介している患者さんのホームページも見かけます。手術を経験された方が増えたことや，白内障の情報が身近になったことも，白内障が実際に増加している以上に増えているような印象を与えているものと思います。

白内障の種類と症状

Q24 セルフチェック
白内障は，加齢性の病気ということですが，症状のセルフチェックの仕方を教えてください。

A 主な症状は視力低下とまぶしさ

　白内障とは眼球内にある水晶体が何らかの原因で濁ってしまった状態で，主な症状は視力低下と羞明感（まぶしさ）です。視力低下は，濁った水晶体を光が通りにくくなるために起こります。羞明感とは，混濁した水晶体によって眼内に進入した光が錯乱し，まぶしく感じてしまう状態です。これらの症状に気をつけることがセルフチェックの方法といえます。

　普段私たちは両方の目でものを見ているので，片方の目だけ白内障が進行し，その視力が0.1より悪くなっても気がつかないということがあります。ですから神経質にならない程度に，セルフチェックをしてみるのがよいと考えます。

● おかしいと感じたら早めに受診を

　具体的には，部屋にある掛け時計の文字を見てきちんと見えるかどうか確かめるとよいでしょう。いつも同じ場所から，部屋を明るくして左右別々の目で確かめるのがコツです。遠用眼鏡をかけている方は，必ずそれをかけた状態で行なってください。まぶしさのチェックは難しいのですが，
- よく晴れた日に家から外に出たとき，妙にまぶしく感じるようになった
- 西日が以前よりまぶしく感じる

などの症状に気をつけるとよいでしょう。

　ただ，セルフチェックだけで診断までつけることはできません。おかしいと感じたら早めに専門医を受診することが大切なことです。

● 飛蚊症とは無関係

　白内障は，進行しすぎてよほど特殊な状態（水晶体融解緑内障，膨隆白内障による続発緑内障など）にならない限り，痛みや圧迫感を感じることはありませんし，充血もしません。目の前で小さい影が動く飛蚊症（Q66を参照）を白内障の初期症状と思われている方もいますが，白内障とは無関係です。

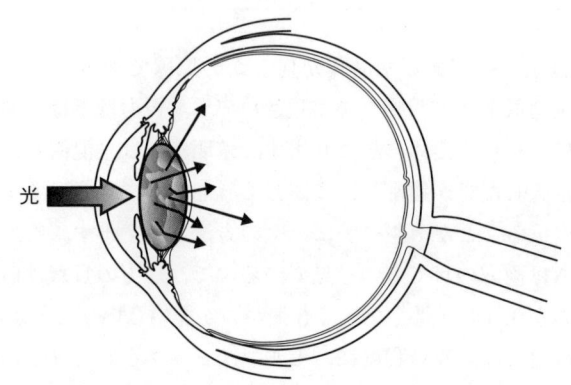

図17　羞明感（まぶしさ）

水晶体の混濁が一様でないと乱反射して眩しく感じる

白内障の種類と症状

Q25 白内障の種類

一口に白内障といっても，その種類はいろいろあるようですが。

A 原因や混濁の程度で分類

白内障は，水晶体の混濁する病気ですが，その原因や混濁の程度で分類するのが一般的です。発生原因としては加齢性，先天性，全身疾患に併発，他の眼疾患に併発（併発白内障），薬剤の副作用，外傷，放射線や電撃などがあります。

● 白内障の種類

発生原因によって大きく分類すると，次のように分けられます。

① 加齢（老人）性白内障

　　水晶体の加齢性変化が原因と考えられる白内障。程度や進行具合に差はあるものの，すべての人に生じる老化現象と言えるでしょう。

② 先天性白内障

　　遺伝性が認められるものと，そうでないものがあります。染色体異常などによることもあります。遺伝性の場合，家族内や世代にわたる発症もあります。白内障の程度にはかなりの幅があり，臨床上問題となるのは1％以下と言われています。なかには成長に伴い進行する場合もありますので，経過観察が必要です。

③ 併発性白内障・アトピー性白内障

　　身体のほかの病気にともなって合併した白内障です。白内障を合併する全身疾患には糖尿病のような内分泌・代謝異常と，アトピー性皮膚炎などがあります。一度生じてしまうと，全身疾患が改善しても白内障は治りません。併発白内障はぶどう膜炎によることが多く，緑内障，網膜剥離や網膜色素変性などの網膜疾患，眼内に発生した腫瘍も原因となり

ます。

④ 薬を原因とした白内障（ステロイド白内障）
　薬物ではステロイド薬（副腎皮質ホルモン）によるステロイド白内障がよく知られています。ステロイド薬はリウマチやネフローゼ症候群（腎臓病）の治療などに広く使われていますが，飲む量が多いほど，または飲む期間が長いほど起こりやすいと言われており，後嚢下混濁（図18参照）を生じることが特徴です。

⑤ 外傷性白内障
　眼球打撲などの鈍的外傷後や，眼球内に異物が刺入（もしくは飛入）して水晶体に傷がついた場合，白内障が生じることがあります。また，落雷などで生じること（電撃白内障）もあります。

⑥ 放射線白内障
　レントゲンなどで過量の放射線を被爆（原爆症もその一つ）することで起こる白内障です。

◑ 水晶体の濁り方

水晶体のどの部分から濁りだすのかにもいくつかタイプがあります。加齢性白内障は大きく分けて，皮質白内障，後嚢下白内障，核白内障と呼ばれる3タイプです。2つ以上のタイプが同時に生じる場合も多くあります。

① 皮質白内障
　水晶体の周辺部の皮質から中心部に進行するもので，加齢性白内障で比較的多いタイプです。濁りが次第に中央部に進んでくれば，視力障害が起こってきます。

② 後嚢下白内障
　後方の水晶体嚢（水晶体を包んでいるカプセル）に沿って混濁してくるタイプで，混濁が中心部に及ぶと視力が低下します。ステロイド薬による併発白内障にも多いタイプです。

③ 核白内障
　水晶体の中央部（核）から濁りはじめます。このタイプでは水晶体の屈折率が変わり近視化することがあります。

図18　3タイプの白内障のはじまり方

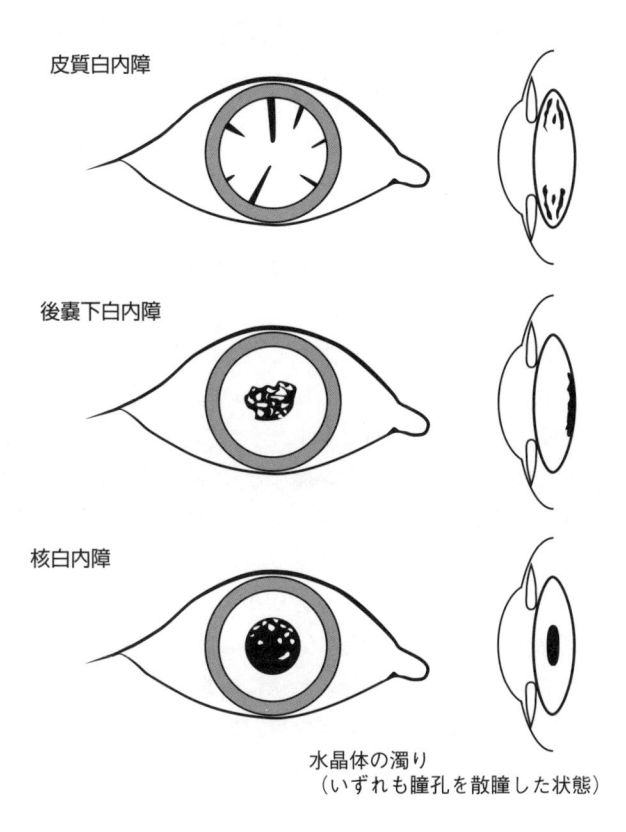

皮質白内障

後嚢下白内障

核白内障

水晶体の濁り
（いずれも瞳孔を散瞳した状態）

白内障の種類と症状

Q26

先天性白内障

子どもでも白内障になるそうですが，加齢性白内障とはどう違うのですか。

A 遺伝性，染色体異常，感染症，発生異常，代謝異常など

　前述したように，生まれた時から生じている白内障のことを先天性白内障といいます。両眼ともに生じる場合も片眼だけに生じる場合もあり，その頻度は両眼性がやや多いものの，およそ半分ずつです。原因不明の場合もありますが，遺伝性，染色体異常（ダウン症など），胎児期の感染症（風疹など），発生異常や先天性の代謝異常などに伴います。白内障単独，他の眼疾患（小眼球や眼振など）を伴う，他の全身異常（もしくは症候群に含まれる）を伴うという3つのタイプに分ける考えもあります。

　先天性白内障のうち，臨床上問題があるのは出生時の約0.4％と言われています。混濁の強い場合は，視機能の発達に影響することがあるため手術が必要になります。しかし乳児では確実な視力検査の方法もないため，視機能障害の評価，手術法の選択，手術後の機能訓練が重要といった理由で，治療が難しいことも多くあります。

●加齢（老人）性白内障との違い

　視力や両眼視，立体視などの機能（視機能）は，生まれてから数年の間に発達するものなので，その間に先天性白内障などで十分な光刺激が目に入らないと，その後どれだけ訓練しても視機能は発達しません。つまり先天性白内障は乳幼児期に手術，訓練を行なって視機能を育てる必要がある分，治療が困難であると言えます。

　老化で生じる加齢性白内障では，「見えていた」眼が見えにくくなり，手術によってまた「見える」ようになるのが期待できるので，この点が大きな違いです。

白内障の種類と症状

Q27 アトピー性皮膚炎の合併症

アトピー性皮膚炎から白内障を併発することも多いと聞きましたが，なぜですか。また，ほかにどんな合併症があるのですか。

A 白内障発症の頻度は2～20％

アトピー性皮膚炎に伴う眼症状には，アレルギー性結膜炎や眼瞼皮膚炎のほか，アトピー性白内障や網膜剥離，円錐角膜などがあります。そのうち白内障発症の頻度は2～20％と報告されています。10代の思春期から青年期にかけて発症し，左右差はあるものの両眼性であることが多く，時には数カ月の期間で進行してしまう場合もあります。

◯外傷説や免疫説

白内障併発の原因ははっきりしていませんが，痒みのために目をこすったりたたいたりする外傷説や，水晶体タンパクに起因する免疫説などが考えられています。混濁は水晶体の前部（前極，前嚢下）から起こるタイプと後部（後極，後嚢下）から生じるタイプがありますが，進行すると真っ白（成熟白内障）になります。治療はやはり手術しかありません。

アトピー性皮膚炎から網膜剥離も合併することがあり，白内障手術後に発症することもしばしばです。網膜剥離も網膜周辺部の異常で生じることが多く，白内障手術時に周辺部までの眼底検査を行なうことが必須です。

白内障の種類と症状

Q28 症状の進行

50歳の男性ですが，白内障と診断されました。放置しておくとどのように進行していくのですか。

A 視力低下はゆっくり進行するが，片目だけ悪化することも

白内障の症状はQ24でも述べたように，視力低下と羞明感（まぶしさ）です。この50歳の男性がどの程度進行した白内障と診断されたのかにもよりますが，屋外に出たときにまぶしく感じたり，電灯の光がにじんだり邪魔に感じたりするような症状が出てくると考えられます。

視力低下も多くの場合，非常にゆっくりとした経過で起こってきます。眼鏡が合っていないような感じや，ベールをかぶって見えにくくなるような感じで症状を自覚するようになります。症状が進むと文字がかすんで読めない，すれ違う人の顔がわからないなどという具合に進行していくと考えられます。ただ，50歳ぐらいの若い年齢で生じる白内障の中には，片目だけ非常に速いペースで悪化する場合もあります。時々，左右別々の目でセルフチェックをすることが大切です。

●あせる必要のない病気だが

白内障で一番問題になる症状は，視力が低下することです。痛みや充血も起こらないので，意識しているつもりでも初期には気づかないことがあります。特に治療をあせる必要はありません。しかし，急に視力低下が進んだり，充血や眼痛，ひどい頭痛などの症状が生じたりしたときは，何らかの合併症が疑われますから，早期に眼科で受診してください。合併症はほとんどが白内障を長く患ってから生じるものなので，視力が良い間は滅多に起こりません。合併症を気にされるのであれば，定期的な受診を心がけるに越したことはありません。

◯ 白内障の合併症

　合併症は少ないとはいえ，進行したまま放っておくと緑内障を併発したりすることがあります。白内障と緑内障はまったく違う病気なので，白内障が進行して緑内障になるわけではありません。しかし成熟白内障や過熟白内障まで進行してそれを放置していた場合，水晶体タンパクの変性によって容積が膨化することがあります。そのため水晶体が虹彩を前方へ圧排（あっぱい）して，急性閉塞隅角緑内障（せいへいそくぐうかくりょくないしょう）を生じてしまうことがあります。

　また，中身が膨化したことで水晶体嚢に亀裂が生じ内容が眼内へ漏れることで眼内炎（水晶体起因生ぶどう膜炎）や，それに伴う緑内障（水晶体融解性緑内障）が生じることもあります。いずれの場合も緊急な手術が必要になります。

　その他にも，片目だけの白内障を放置しておくと，進行した白内障の目から入る光の刺激が少ないことによってその目が使われなくなり，外斜視（廃用性外斜視）になってしまうこともあります。

◯ 皮質白内障の進み方

　加齢性白内障の中で比較的多い皮質白内障は，程度としては軽い方から初発（初期），未熟，成熟，過熟などと表現する場合があります。その区分はかならずしも明確ではありませんが，水晶体に部分的に透明な部分が残っているものが未熟白内障で，これが進行して成熟白内障になると，水晶体全体が乳白色に濁ってしまいます。なかには石灰化が生じる場合もあります。その程度や種類によって，治療の適応となる時期はいろいろですが，いずれの白内障でも進行してしまえば最終的な治療方法は手術しかありません。

図19 皮質白内障の進み方

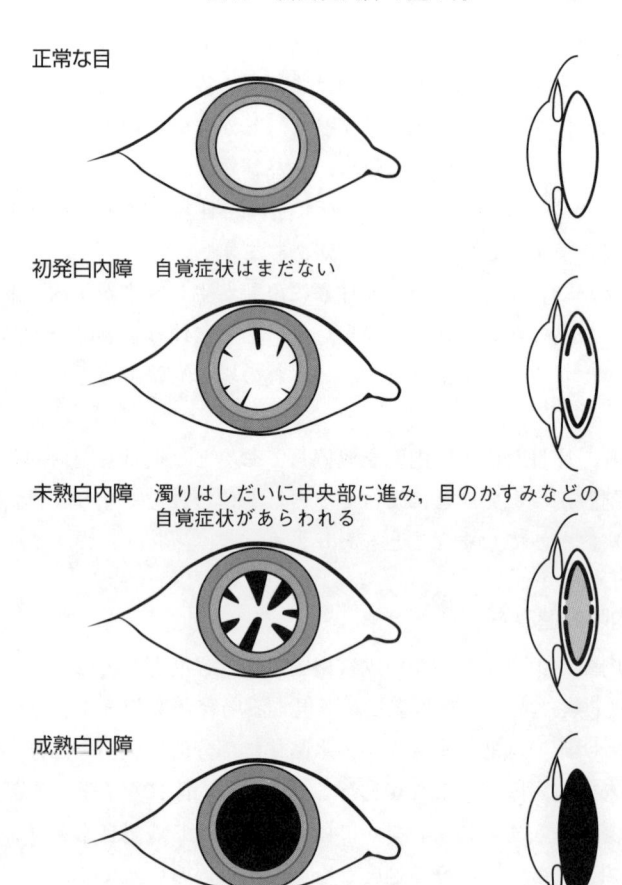

正常な目

初発白内障　自覚症状はまだない

未熟白内障　濁りはしだいに中央部に進み，目のかすみなどの
　　　　　　自覚症状があらわれる

成熟白内障

白内障の検査方法

Q29 検査方法と注意点

白内障の検査方法やその注意点について教えてください。

A 詳しい鑑別のために各種検査を行なう

　白内障の検査には，細隙灯顕微鏡（スリットランプ）を用いて眼球を観察するのが一般的な方法です。直接目に光を当てて，拡大して観察するので，わずかな水晶体の混濁でも診断できます。

　白内障の診断をつけることは比較的簡単ですが，水晶体の状態をできるだけ詳しく観察するためには，点眼薬で瞳孔を開いて検査（散瞳検査）します。眼底検査もできないぐらい進んだ白内障では眼内の状況がわからないので，光の入る方向や光の色がわかるかどうかで網膜の状態を推察したり，超音波検査や網膜電位図検査を行なったりします。

　もう一つ大事なのは視力検査です。これは自覚検査なのですが，手術適応を決める判断材料の一つになりますし，手術前後の回復具合が数字で比べられるので，必ず行なわれる検査です。

◯ 白内障の各種検査

① 眼底検査

　　種々のレンズと倒像鏡や細隙灯顕微鏡を用いて，瞳（瞳孔）を通して眼のなかを観察する検査。詳しく検査するときには，薬で瞳を大きく拡大（散瞳）して行ないます。

② 超音波検査

　　まぶたの上から振動子（プローブ）をあてて超音波を発振させ，組織から反射してくる波形を観察する検査。網膜剥離があったりすると，その影がでます。

③ 網膜電位図検査（ＥＲＧ）

目にフラッシュの光刺激を与えて，網膜で生じる電気反応をみる検査。同様に，網膜から視路を通って大脳の視覚領に到達して生じる電位変化をみる検査（視覚誘発電位：ＶＥＰ）もあります。

なお，②，③の検査は白内障の程度が強く，散瞳しても眼底検査が困難な場合におもに行なわれます。

● 検査当日の注意点

詳しい眼底検査や網膜電位図検査などは，必ず散瞳（瞳孔を拡大）して行ないます。散瞳してしまうと４〜５時間ほど光が当たっても瞳が縮まらなくなります。屋外でまぶしく感じたり，足元がぼやけたりするので車やバイクを運転しての受診は避けるべきでしょう。まれに散瞳によって眼圧が上昇することがあるので，検査後に眼痛などがある場合には医師に連絡してください。

なお，問診のときに，自覚症状を説明するポイントは次のとおりです。
・どのようなときに見えにくさ，まぶしさなどの不具合を感じたか
・そう感じるようになったのはいつ頃からか
・左右どちらの眼か両方か
・以前はよく見えていたか
・今までに眼の病気にかかった（眼科を受診した）ことがあるか

図20　散瞳による検査

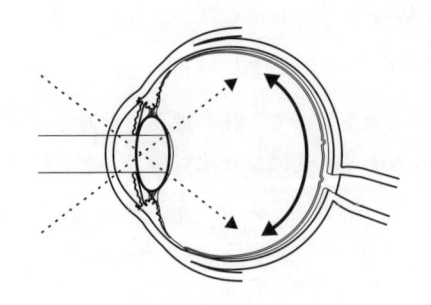

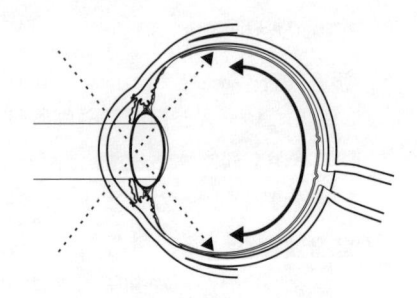

通常のとき　　　　　　　　散瞳すると眼球内の様子を観察しやすい

◆コラム◆　散瞳検査

　瞳孔の大きさの調節には，虹彩にある瞳孔括約筋（どうこうかつやくきん）と瞳孔散大筋（どうこうさんだいきん）が関与しています。瞳孔括約筋は副交感神経，瞳孔散大筋は交感神経の支配で，網膜に入る光量が少ないときは交感神経の作用で瞳孔散大筋が働き，瞳孔を大きく（散瞳）し，光量が多いときは副交感神経が瞳孔括約筋を収縮させて瞳孔を小さく（縮瞳）し，眼内に入る光量を減らします。眼底検査時には眼内に多量の光を入れるため，瞳孔は縮瞳し，眼底の詳細な検査や周辺部の検査が困難になります。そのため，この縮瞳反応を散瞳薬という目薬を用いて抑制し，瞳孔を散大させて，種々の検査を行なうのが散瞳検査です。とくに眼底や硝子体の詳しい検査をする時に行ないます。散瞳薬によって瞳孔が光に対し反応しなくなり，大きく開いたままになり，眼内の詳しい検査がしやすくなるわけです（図20）。

　検査用の散瞳薬の作用時間は個人差もありますが，大体4〜6時間です。その間は，絞りの役目をしている虹彩が働かなくなりますので，まぶしくなります。また，同時に毛様体筋も麻痺しますので，調節機能が働かなくなり，近くのものが見えにくくなります。散瞳検査の際は，それらのことを念頭に置かれるとよいでしょう。なお，散瞳薬の副作用はほとんど問題ありませんが，まれに充血やアレルギー反応を起こすことがあります。また，狭隅角眼では緑内障発作を誘発することがあります。帰宅後，眼痛・頭痛・吐き気・視力低下などを自覚したら，すぐに眼科を再受診して下さい。すぐに処置をすれば視力障害を残すことはほとんどありません。

白内障の治療法

Q30 薬による治療
60歳の男性ですが、白内障手術が必要と言われました。薬では治らないのですか

A 薬の使用はあくまで補助

　白内障にはさまざまな原因がありますが、最も多いのは加齢によるものです。水晶体は水のほか、クリスタリンをはじめとする種々のタンパク質、糖質、脂質、グルタチオンやアスコルビン酸などでできています。加齢や紫外線などの危険因子が水晶体で活性酸素を作り、水晶体を混濁させるといわれています。

　日本では点眼薬としてピレノキシンや還元型グルタチオンなど、内服薬としてチオプロニンや唾液腺ホルモンなどが認可されています。ピレノキシン(カタリン、カリーユニ)という薬は、トリプトファンから産生されるキノン体の水晶体混濁作用を阻止する効能があるといわれており、多くの病院や医院で使われています。できれば点眼薬で再び視力の回復が得られたらよいのですが、これらの薬は水晶体の混濁を治すのではなく、さらに進行しないようにするというのが目的です。

　人の体に起こるいかなる老化現象も今のところ薬で克服できるものはありません。ですから老化した水晶体の混濁を治すのではなく、その進行を遅らせることができればという程度です。残念ながら現時点では、視力回復を目的とした白内障の治療は薬ではできません。

《用語解説》
- **トリプトファンとキノン体**　トリプトファンは身体の中に存在するアミノ酸の一種で、活性酸素などの影響を受けてキノン体になります。キノン体は水溶性の水晶体蛋白にくっついて不溶性のタンパク質をつくり、水晶体を黄色く着色(混濁)させる原因になるといわれています。

白内障の治療法

Q 31

鍼治療など

初期の白内障で,手術の必要はないと診断されました。鍼治療などで進行を遅らせることはできますか。

A 補助的には問題ないが……

　白内障が軽度であれば,患者さん自身の訴えが強くない限り,急いで手術を行なうことはしません。できれば手術なしで過ごせればと思うのは当然のことです。

　鍼治療だけでなく,民間療法や栄養補助食品(サプリメント)で進行を遅らせるとか,中には治るという新聞広告を見かけることもあります。その可能性をすべて否定するものではありませんが,科学的に証明されていないことが多く,実際に進行を遅らすことができるかどうかはわかりません。

　鍼治療やサプリメントの摂取にしても,それだけにすがるということがないようにして,自ら納得して補助的に取り入れる分には問題ないと思われます。

◆コラム◆　夜盲と昼盲

　夜盲（症）というのは，文字通り暗いところで特に見えにくくなる状態のことをいいます。通常暗いところに入ると「暗順応」という反応が起こって，時間がたてば少しぐらいは見えてくるものですが，夜盲ではそれが起こりにくくなっており，時間がたっても見えにくい状態のままです。光を感じる細胞（視細胞）のうち，桿体細胞という細胞が広く障害されると夜盲症になります。代表的な病気は網膜色素変性症やビタミンA欠乏症などで，俗に「とり目」といわれるものです。

　白内障では水晶体が濁るので，眼内に光が入りにくくなります。明るすぎるとかえって羞明感を自覚し，部屋の明かり程度のときが見やすく感じることがあります。また，暗いところでは光が入りにくいので，普通のところより見にくいように感じます。しかし白内障になっても暗順応は正常であり，白内障の症状と夜盲症はまったく関係ありません。

　また，核白内障といって水晶体の中央部がおもに混濁すると，暗いところより明るいところが見にくくなる「昼盲」という現象が生じることがあります。これは明るいところでは瞳孔が小さくなり，水晶体の濁ったところで見るためで，反対に暗いところでは瞳孔が大きくなり水晶体の濁りの少ない周辺部で見るためです。

白内障の治療法

Q 32 白内障手術

白内障の手術方法は飛躍的に向上しているそうですが,どんな術式があるのですか。

A 大きく分けて3種類の術式

白内障の手術方法には大きく分けて,囊内摘出術(のうないてきしゅつじゅつ),囊外摘出術,超音波乳化吸引術の3種類があります。囊内摘出術は目を幅広く切って,濁った水晶体を全部取り出す方法です。囊外摘出術は,囊内摘出術よりは小さな切開から,混濁(こんだく)した水晶体の中心部(核)だけ取り出し,残った皮質の混濁を吸引する方法です。現在はほとんどが超音波乳化吸引術で行なわれています。

●超音波乳化吸引術が普及した理由

超音波乳化吸引術は,水晶体の中身を超音波で細かく砕きながら吸引する手術法です。この方法が普及してきたのは,白内障手術装置の性能と安全性,操作性が向上したことと,水晶体囊(水晶体を包んでいるカプセル)や水晶体核の処理法が考案されたことによります。小さい切開創(手術の際に切開する傷)から手術できるようになったので,終了時に縫合しないことが多くなっています。さらに,手術に用いる器具や眼内レンズの改良などの要因も加わり,手術時間は大幅に短縮され,回復も早くなってきています。

しかし,どれだけ技術が進歩したといっても手術が「簡単」になったわけではありませんし,目の状態によっては手術が難しい場合もあります。なお,混濁した水晶体を取り去ったあと,視力を出すためには水晶体の代わりとなるレンズが必要です(眼内レンズについてはQ35,36を参照のこと)。

図21　超音波乳化吸引術（概要）

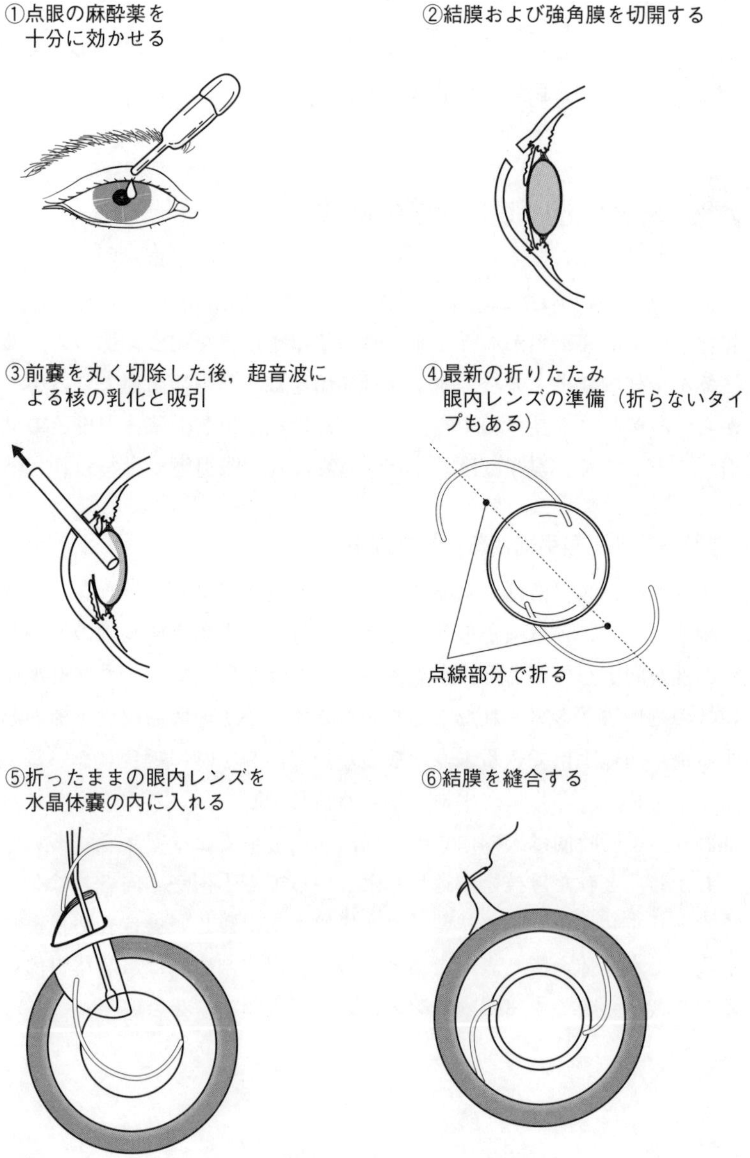

①点眼の麻酔薬を十分に効かせる

②結膜および強角膜を切開する

③前嚢を丸く切除した後，超音波による核の乳化と吸引

④最新の折りたたみ眼内レンズの準備（折らないタイプもある）

点線部分で折る

⑤折ったままの眼内レンズを水晶体嚢の内に入れる

⑥結膜を縫合する

◆コラム◆　世界では白内障が失明原因の第1位

　世界の失明者の半数は白内障が原因といわれています。白内障自体は決して怖い病気ではありませんが，前述したように，手術以外に視力回復を望む手段はありません。幸いなことに日本や欧米では，安全な手術が行なえる装置や顕微鏡を備えた病院が多く，医療を受けるだけの経済水準や社会保障があります。
　しかし残念ながら，いわゆる発展途上国などの経済状況がよくない国や辺境地の人々は十分に医療を受ける機会がないため，老化で生じる白内障が失明原因の第1位になっているわけです。
　ネパールや東南アジアのアイキャンプに出向き，ボランティアで白内障手術を行なっている日本の先生方も少なくありません。日本では考えられないような低い医療水準であり，手術を受けられる方はまだごく一部というのが現状です。

白内障の治療法

Q33 手術する時期

白内障がどの程度すすんだら手術に踏み切るべきなのか。その基準があれば教えてください。

A 生活に支障を感じてきたときが「手術の時期」

はっきりと数字で表される基準というものはありませんが，生活に支障を感じてきたときが「手術の時期」と言えます。視力低下，左右差，進行度合によって，概ね次のような基準で手術をお勧めしています。

① その人に必要な視力が出にくくなったとき

　車を運転をしたい方，本を読みたい方，テレビを見たい方，など人によって必要な視力が違います。1.0の視力があっても視力の質が悪く，その人にとって必要であれば手術をすることがあります。反対に，その人が日常生活に不自由を感じていなければ，0.3でも手術をしないこともあります。

② 左右差があるとき

　片方の目だけ進行する場合は，もう一方の目でよく見えていれば不自由を感じないことがあります。しかしあまりに長い間おいておくと，いろいろ不都合も出てくることもあります。良い方の目をふさいだとき，日常生活に不自由さを感じるようになれば，そろそろ手術の時期と考えてよいと思われます。

③ 白内障が進行している場合

　白内障が進行してしまうと，水晶体核が硬くなり手術が行ないにくくなります。成熟白内障でも手術操作が難しくなります。あきらかに見えにくい状態になっていれば，それ以上待っても手術は難しくなるだけなので，このような場合は医師側から積極的に手術を勧めることもあります。また，合併症（緑内障やぶどう膜炎）を起こしそうな状態になっていると判断されれば，早めの手術を勧めます。

●両目か片目だけの手術選択は

　白内障手術は，両目を同時にするといっても，同じ日でなく2～3日以上の間隔を空けます。両目ともに白内障がある場合は，同時期にされた方が手術後の注意も繰り返さなくてすみますし，手術後に眼鏡を調整する場合にも便利だと思われます。

　片方だけにした方がよい場合は，もう片方の白内障がまだ軽い場合です。白内障は急いで手術をしなければならない病気ではないので，無理に両方する必要はないでしょう。ただ，片方だけが白内障という場合でも，もともと両目ともに近視の強い方や，左右の度数が違うという方は，手術後の眼鏡調整が難しいことがあります。このような場合は，手術時に挿入する眼内レンズの度数を調整することで，近視を弱くしたり，左右差をなくしたりすることが可能です。これらの利点を生かすため，片方だけが白内障という場合でも，十分な説明の上，納得されれば両目の手術を行なうこともあります。

●白内障手術前の検査

白内障手術の適応があれば以下の検査が行なわれます。

① 散瞳検査

　　手術は必ず散瞳薬で瞳孔を拡大して行ないますので，散瞳の程度をチェックします。同時に眼底検査も行ないます。

② 角膜曲率半径計測

　　白内障手術の際に挿入する眼内レンズの度数を決めるため，角膜の屈折度を測定します。

③ 眼軸長測定

　　角膜中央部の頂点から眼底中央部の網膜までの距離である眼軸長を測定します。角膜曲率半径とともに眼内レンズの度数決定に不可欠の検査です。

④ 角膜内皮細胞検査

　　角膜の内皮細胞の状態を検査します。内皮細胞数が少ないと術後に角膜が混濁してくる場合があります。

⑤ 全身検査

　　目の手術といっても全身検査をしておく必要があります。白内障手術

はほとんどが局所麻酔で行なわれており，全身に影響を与えることはあまり少ないのは事実です。しかし，手術の際に血圧が変動して心臓や脳に影響がでたり，目を触ることで心臓の動きに変化（迷走神経反射）が生じる可能性もありますから，術前に全身状態を把握しておくことは不可欠です。

　内科などでの明確な診療記録が手元にあれば別ですが，局所麻酔の手術といえども全身的な検査（血液検査，心電図検査，胸部レントゲン検査など）は改めて行なっておく必要があります。

白内障治療の効果とケア

Q34

白内障手術の効果

白内障手術をすると，視力はどれくらい回復するのですか。

A 一番よかった頃の視力よりは若干劣る

　白内障手術は水晶体の混濁を取り除いて，新しい眼内レンズを挿入する手術です。視力に影響を与えるような白内障以外の目の病気がない場合は，手術後矯正すれば1.0ぐらいの視力は期待できます。ただ，網膜や視神経も若い頃の力が100％残っているわけではないので，一番よかった頃の視力と比べると若干劣っているはずです。

◯視力に影響を与える他の眼病

　視力に影響を与える白内障以外の目の病気とは，黄斑変性や角膜混濁，緑内障などです。このような病気があった場合には，白内障手術を行なってもそれらの病気で悪くなった部分までは回復しません。また，いかに進歩したとはいえ「手術」ですから目にまったく影響がないわけではありません。

　手術後には，明るくよく見えるようになったと自覚できる場合が多いのですが，どのくらい視力が回復するかは個々の目によってかなり異なります。手術の際には主治医の説明をよく聞いて（もちろん質問して）ください。

白内障治療の効果とケア

Q35

眼内レンズ

白内障手術で眼内レンズを挿入すると聞いただけで，怖い感じがします。眼内レンズのメリットはなんですか。

A 眼鏡やコンタクトレンズの欠点を解決

　白内障手術では水晶体という凸レンズをとってしまうので，手術後そのままではいわゆる「ピンぼけ」の状態になってしまいます。その代わりとして，以前は分厚い眼鏡やコンタクトレンズが使われました。しかし，眼鏡には左右差があると使いづらいとか，はずすとはっきり見えない，像が拡大（約3割程度）して見える，眼鏡そのものの不快感や美容上の問題といった欠点があります。コンタクトレンズは，はめはずしの不便さと角膜障害を起こしやすいことなどが不利な点です。それらを解決したのが眼内レンズ（人工水晶体）です。

表2　白内障手術後の眼鏡・コンタクトレンズ・眼内レンズの短所比較

眼鏡	① ものが大きく見える ② 視野が狭い ③ 片目だけの手術の人は使えないことが多い
コンタクトレンズ	① 入れ外しをしなければならない ② 手入れが面倒である ③ 痛みや充血を生じることがある
眼内レンズ	① 合併症が起こることがある ② レンズの度を容易に変えることができない

●95％以上が手術と同時に挿入

　日本では約20年あまり前から白内障手術時に眼内レンズを挿入するのが一

図22　手術後の矯正

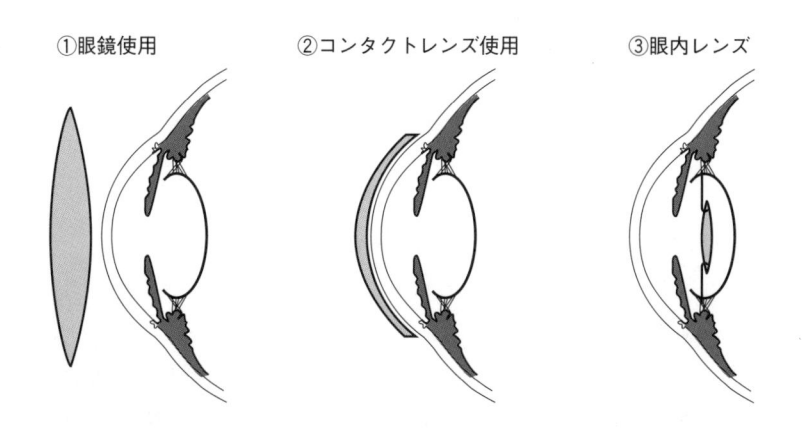

①眼鏡使用　　②コンタクトレンズ使用　　③眼内レンズ

般的になっています。眼内レンズは水晶体が本来あった位置に挿入されるので，物理的には一番自然に近い状態になります。はめはずしの手間やメンテナンスがいらないのもメリットで，入浴や睡眠の際によけいな気を遣わないですみます。

眼内レンズは身体にとっては異物ですが，拒絶反応を起こすようなことはほとんどなく，眼内レンズの挿入は全く怖いものではありません。

現在では，単独の白内障手術に関しては，その95％以上が手術と同時に眼内レンズを挿入するほど普及しています。

● 二次移植手術をすることもある

あとから眼内レンズを挿入するのは次のような場合です。

① 白内障手術時に挿入できなかった場合

手術時に水晶体のカプセルが破損するとか，水晶体を支えるチン小帯が弱いときには，その場で眼内レンズが入れられないことがあります。その場合は眼内レンズを眼球に縫いつける手術をすることがあります。

② 以前手術をしたが眼内レンズが入っていない場合

かつては年齢が若い患者さん（50歳未満）には，眼内レンズを挿入しない時期がありました。このような方には，現在改めてレンズを挿入す

ることがあります。

③ 他の手術で水晶体除去が行なわれたとき

　網膜剥離や糖尿病網膜症などに対して硝子体手術を行なう際，白内障が起こっていなくても，水晶体を除去して治療を行なうことがあります。このような場合は，眼底の病気が治って，安定した状態になってからレンズを挿入します。

● 眼内レンズを入れない方がよいケース

　眼内レンズが普及しているとはいえ，次のようなケースの場合，挿入しないことがあります。

　小児，コントロール不良の緑内障，進行性の糖尿病網膜症，活動性のぶどう膜炎，網膜剥離，重篤な術中合併症。その他，全身的疾患を伴うことなどを理由として医師が不適当と判断した場合。

　ただし，最近では小児でも視力発達の面から考えて眼内レンズを入れることがあります。また，緑内障，糖尿病網膜症，網膜剥離でも同時に白内障手術を行ない，眼内レンズを入れる場合もあります。これらの場合，眼内レンズを入れる長所とそのために生じる短所を比べて，最終的な判断を下します。

● 眼内レンズとその挿入手術にも健康保険が適用

　平成4年度から眼内レンズに健康保険が適応されるようになりました。それまでは病院によって違いましたが，眼内レンズ代金として片目について10万円前後を患者さんに自己負担していただいていました。

　保険診療における手術費用などは，1～2年ごとに改定されることになっています。平成16年現在，健康保険での取り決めでは，白内障手術と眼内レンズ挿入術を行なえば手術料のみで片眼12万650円で，眼内レンズ代もこの費用に含まれています。これに検査料や薬剤料，入院料などが加算されて手術代となります。日帰り手術であれば入院費と一部の検査などのかわりに「日帰り加算料」がプラスされます。この費用の0～3割が患者さんの自己負担になる仕組みです。

　平均的なところでは，1割負担の方が片眼で数日間入院した場合は約3万円前後，両眼での場合は5～6万円ぐらいです。日帰りであればその日1日

だけの負担は2万円程度になります。2割，3割の負担の方はそれぞれの割合を乗じた費用です。ただし，入院基本料などは病院の規模によっても異なりますし，平成15年度から大学病院などの特定機能病院では，「包括化」といって病気の種類によって1日の負担額が決まるという方式になりましたので，病院によって若干の差はあります。

　保険診療である限り，日本中どこで手術を行なっても費用面で大きな差はありません。その詳細は手術を受けられる病院で遠慮なくお尋ねになるのがよいと思います。

◆コラム◆　眼内レンズ開発の歴史

　1949年，イギリスの眼科医リドレイが眼内レンズを最初に使っています。彼が使ったPMMA（ポリメチルメタクリレート）はいわゆるプラスチックの一種で，加工法は異なりますが，現在でも主流の材料です。その手術はレンズの固定位置など現在の手術に近いもので，その結果は世界中の眼科医に衝撃を与えました。しかし，リドレイのレンズは重さが空気中で約110mgと現在のレンズの約10倍もあり，消毒法や添加物に問題があったため，術後にレンズの脱臼や強い炎症が生じ，結局断念されてしまいました。

　リドレイの報告以降，眼内レンズに注目が集まるようになり，1950年代には前房隅角支持型レンズが多く使われるようになりました。スペインの眼科医バラッケが開発したレンズは，現在のレンズとほぼ同じデザインのものを前房に入れたものです。いろいろな形の前房レンズが試されましたが，このタイプのレンズは合併症として角膜内皮障害が生じるケースが相次いだため利用されなくなりました。

　その後，1950年代後半から1970年代にかけては主に虹彩支持型レンズという，瞳孔に引っかけるタイプのレンズが使われるようになりましたが，合併症が依然として多く，眼内レンズの普及には至りませんでした。

　眼内レンズが再び脚光を浴びるようになったのは1970年代後半です。顕微鏡手術が普及し，囊外摘出手術が洗練されたことや超音波乳化吸引術などが開発されたからです。アメリカの眼科医シェアリングがバラッケとほぼ同じデザインのレンズを後房に固定することを考案しました。これが良好な成績を示したことから多くの眼科医が試みるようになり，症例数も多くなっていきました。レンズの形状や材質の改良もすすみ，位置も現在と同じく水晶体囊内に固定されるようになりました。眼内レンズの挿入時に用いる角膜内皮保護剤（ヒアルロン酸）の開発，手術時に用いる灌流液の改良，術式の発展なども加わり，眼内レンズは飛躍的に普及してきたのです。

白内障治療の効果とケア

Q36 眼内レンズの種類

眼内レンズにもさまざまな種類があるそうですが，よく使われるのは何ですか。

A 固定位置，材質，焦点，組立ての違い

　眼内レンズには，固定される位置，材質，焦点の差，組立てなどの違いで色々な種類があります。固定される位置の違いでは，前房(ぜんぼう)レンズと後房(こうぼう)レンズ，材質の違いではPMMA（ポリメチルメタクリレート）レンズ，アクリルレンズ，シリコンレンズなど。焦点の差では，単焦点レンズと多焦点レンズ，組立ての違いでは1ピースレンズと3ピースレンズといった種類があります。

●99％以上は後房レンズ

　現在使用できる前房レンズは，かつてのものと比べると角膜内皮障害を起こしにくいデザインです。それでも後房レンズに比べると，やはり角膜に影響を与える可能性があるため，最近では99％以上が後房レンズです。しかし，後房レンズの挿入が困難な場合があり，そのケースでは前房レンズ挿入が選択されます。

図23　前房レンズと後房レンズ

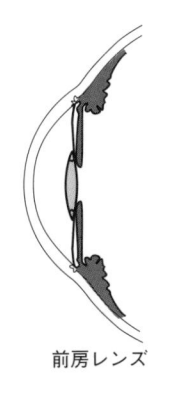

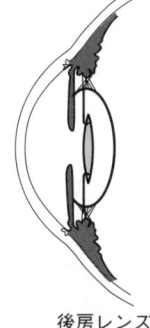

前房レンズ　　　　　後房レンズ

●材質の選択は主治医の判断

　眼内レンズは材質による視力の差はほとんどなく，デザインも改良され表面処理技術も向上しています。どの材質を使うかは主治医の判断によることがほとんどで，施設によっても異なります。アクリルレンズとシリコンレンズは折り曲げられるので，約3ミリ前後の切開から挿入することができます。ＰＭＭＡレンズは曲げられないので約6ミリの切開が必要ですが，初期から使用されている素材なので長期の信頼性があり，このタイプを選択する術者も大勢います。

●眼内レンズの度数の決め方

　水晶体の代わりとして同じ度数の眼内レンズを入れると，理屈の上では同じ見え方になります。しかし，眼内にある水晶体の度数を正確に計る方法がなく，水晶体と眼内レンズの屈折率も異なるので，実際には眼内レンズの度数を決めるにはいろいろな計算式を使います。

　計算式には経験的に導かれた式と理論的な式があります。現在広く使われているのはSRK/T式という理論式です。計算のためには角膜の屈折率と眼軸長（角膜から網膜までの眼の長さ）を測定します。眼内レンズの度数を加減することで，手術後のピントを遠くに合わせることも近くに合わせることもできます。しかし，必ずしも予想通りの屈折度にならないこともあり，現時点では完全な計算式はありません。

　眼内レンズはいろいろな条件で耐久性を検査されています。そのため眼内に挿入された場合，20〜30年以上問題なく使用でき，一生大丈夫なはずです。しかしごくまれには眼内でレンズに沈着物が生じたり，混濁が生じたりすることも報告されています。

　また，眼内レンズ自体に問題がなくても，水晶体嚢の変化に伴い位置がずれることや，他の病気を手術する際に支障をきたすことがあります。このような場合には手術で取り出す場合があります。

●ほとんどが単焦点レンズ

　眼内レンズは水晶体と違い「調節」してピントを合わせることができません。現在使われている眼内レンズのほとんどは単焦点レンズなので，多くの

場合手術後に矯正用眼鏡が必要になります。多焦点レンズ（遠近両用）も開発されていますが，見るもののシャープさが単焦点レンズよりもわずかに劣ります。眼内レンズは一度入れてしまうと後で簡単には入れ替えられませんので，今のところ多焦点レンズはあまり普及していません。

◐ 1ピースレンズと3ピースレンズ

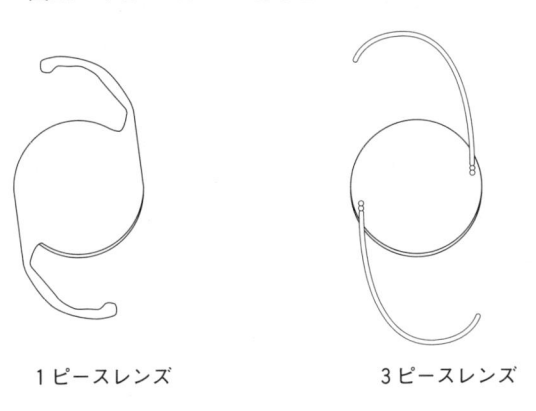

眼内レンズはレンズそのものの部分と，レンズを水晶体囊に固定する「ループ」と呼ばれる円弧状をした2本のパーツからできています。3ピースレンズはレンズと2本のループの材料が違っているもの，ワンピースレンズは同じ材料で一体化しているものです。両者の差はほかの要因と比べて小さく，見え方には差がありません。

図24　1ピースレンズと3ピースレンズ

1ピースレンズ　　　　3ピースレンズ

白内障治療の効果とケア

Q37

糖尿病，心臓病，高血圧

高血圧症，心臓病，糖尿病などの人は，白内障手術時に危険性が高いと聞きましたが，なぜでしょうか。

A 手術中に血圧の変動や不整脈

　この点については前にも触れましたが，白内障手術でも血圧が変動したり，心臓に負担がかかることがあります。もともと「高血圧」や「心臓病」があれば，血圧が変動しやすく，不整脈も生じやすくなります。「糖尿病」では血糖値のコントロールが悪かったり，病気の期間が長期に及んだりした場合に，血管が障害されることがあります。頻度は非常に少ないとはいうものの，このような場合，手術中に心筋梗塞や脳梗塞，脳出血が生じることもあるので注意が必要です。

　また，糖尿病には糖尿病網膜症という合併症があります。コントロールが悪い状態で白内障手術を行なった場合，それをきっかけに網膜症が進行してしまうという報告もあります。手術前の糖尿病コントロールチェックも重要で，不安定な場合はまず内科的な治療が必要です。

● 白内障手術に踏み切れないケース

　白内障手術は，手術中動かずに仰向きの姿勢を維持できる方なら局所麻酔で，それができなければ全身麻酔で行ないます。局所麻酔では意識があるので，どんな方でも多少は緊張され，血圧変化などが生じることがあります。

　全身麻酔では身体の筋肉を薬で弛緩させて，器械で呼吸を管理するので，局所麻酔に比べて身体への負担は多くかかります。このようなことが全身に悪影響を与えると予想される患者さんの場合，いくら目が大事と言っても手術に踏み切れないことがあります。

　高血圧や糖尿病で心臓や腎臓が悪い場合にも注意が要ります。血圧や血糖値がいくつだから大丈夫と，数字だけで決められるものでありません。体力

的には，一人で通常の日常生活を送ることのできる方なら，手術は大丈夫かと思われます。しかし，階段を少し上がるだけで息が切れたりするような方，高血圧や糖尿病以外でも何らかの持病がある方，薬（とくに抗凝固剤など）を常用している方などは，内科などかかり付けの医師や麻酔科の担当医師と手術前に十分相談を行ない，手術ができるかどうかを考える必要があります。

白内障治療の効果とケア

Q38

手術は外来か入院か

白内障手術は外来で簡単にできるそうですが，入院した方がよいとも聞きます。どちらがよいのですか。

A 「簡単にできる」手術というのは誤解

大事なことですが，「簡単にできる」手術はありません。また，誤解されている方も多いのですが，外来手術と入院手術との内容に差はありません。外来でできるといっても，診察室の横でしてしまうわけではなく，ちゃんとした手術室に入って行なわれます。同じ手術なのになぜそんな誤解が生まれるのでしょうか。おそらく，外来手術の場合は入院準備をしなくて済み，いつもと違う生活を強いられる負担がないことから，「日帰り手術は制約が少ない」＝「手術が簡単」という印象を受けてしまうからだと思われます。

◯外来と入院の選択は単純ではない

白内障の外来手術が受けられるのは，次のような条件に当てはまる方です。
・全身的に大きな問題がない
・合併症が少ない白内障である
・何かあったときにすぐ受診できる（1時間以内）
・一人住まいでない

これらの条件に当てはまらない場合は入院された方が安心といえます。単純にどちらがよいという区別はできません。患者さん側に制約条件があり，仕事を長く休めない場合は外来手術が望ましいでしょうし，手術に対する不安が強い場合は入院を希望されることが多いようです。

お年寄りのなかには，入院によって環境が変わると精神的に不安定になる方がまれにおられますので，その場合にはできるだけ入院を短くするか，外来手術の方がよいこともあります。

白内障治療の効果とケア

手術時の注意点

Q39 白内障手術を受けるときの注意点を教えてください。

A 視力に影響を与える他の病気がないかどうか

　まずはご自分の白内障を含む目の状態について，主治医から十分に話を聞いてください。白内障そのもののことと，それ以外に視力に影響を与える病気がないかなどです。病気以外でも散瞳が悪い，チン小帯が弱いなど，手術を行なう上でリスクになるようなことがあれば説明があるはずです。

　高血圧や糖尿病などで他科を受診している場合は，その科の医師にも相談しておくのがよいでしょう。眼科の主治医からも照会されることが多いと思います。とくに重要なのは薬を服用している場合です。必ず飲んでいる薬を眼科の主治医にも伝えて，手術前後でどのようにすればよいか説明を聞いてください。

◯**手術時の注意点**

手術に臨む時には大事な注意点が2つあります。

① 急に身体を動かさない

　手術は局所麻酔ですから，頭や目を急に動かさないようにすることです。手術はミリ単位の作業ですので，急に数センチ動くだけでも大きな合併症につながります。

② 無理な我慢はしない

　手術中に何か不都合なことがあれば，我慢しないで口で術者に伝えるようにしてください。痛いこと，しんどいこと，咳やくしゃみ，手術中の尿意など我慢していると，急に身体を動かしたり血圧が上がったりする原因になります。口を動かすだけなら顔や目はほとんど動きません。

白内障治療の効果とケア

挿入手術後の合併症

Q40 白内障手術をした後で，合併症の可能性もあると聞きましたが。

A 少ないけれど，起こりえます

いかなる手術にも程度の差はあれ合併症があり，白内障手術後にも少ないながら合併症は起こりえます。たとえば，白内障手術で挿入した眼内レンズは身体には異物なので，わずかですが異物反応が起こります。そのほとんどは，通常の術後点眼で治まるので問題になることはありませんが，なかには注射などの治療が必要な場合もあります。

● 合併症の種類

白内障術後の合併症としては，後発白内障，緑内障，網膜剥離，水疱性角膜症（すいほうせいかくまくしょう），感染症などがあります。後発白内障が比較的多く，その他はまれな合併症ですが，手術が何の問題なく終わっても生じることがあります。ですから手術後の経過観察も大切です。

① 後発白内障

これは手術後数カ月から数年で起こってくる合併症です。水晶体嚢に残った細胞が増殖することで，水晶体嚢が混濁して視力が低下するもので，数割の確率で生じます。YAGレーザー装置を使い，混濁した膜に穴を開けて治療します。外来通院で済む簡単な治療です。

② 緑内障

手術そのものの影響や手術に伴う炎症が原因で，手術後に眼圧が上昇することがあります。眼圧上昇が一時的なものであればとくに問題ないのですが，長期間持続する場合は，緑内障に準じて治療が必要なこともあります。

③ 網膜剥離

　　白内障手術後は，眼内で水晶体の容積が減るので，その分だけ硝子体が前方に移動します。そのため硝子体が網膜を引っ張る力がかかり，網膜に弱いところがあるとそこに裂け目（網膜裂孔(もうまくれっこう)）ができて，網膜剥離が生じることがあります。もしも網膜剥離が生じた場合は，手術的な治療が必要になります。

④ 水疱性角膜症

　　手術によって角膜の内側にある細胞（角膜内皮細胞）が数％減ると言われています（通常2500〜3000個／mm^2）。この細胞は角膜の透明性を維持するために大事な細胞であり，これが極端に少なくなると（500個／mm^{2}以下），角膜が濁ってしまいます。これが水疱性角膜症で，この場合には角膜移植が必要になります。

⑤ 感染症

　　もう一つ重大な合併症は細菌感染です。手術の際は清潔を心がけ，器具も消毒するのですが，まぶたなどの皮脂腺に潜む細菌をゼロにすることはできません。約2000例に1例の割合で手術後感染が生じるという報告もあります。点眼薬や内服，点滴だけでは治らずに手術が必要になることもあります。

白内障治療の効果とケア

Q41

その他のトラブル
合併症以外のトラブルとしては，どんなものがありますか。

A まれに手術後に傷が開いてしまうことがある

　白内障手術は，患者さんにも術者にも負担の少ない手術になってきました。とはいうものの，手術後に生じるトラブルがないわけではなく，その意味では決して「簡単」になったわけではありません。

　最近の白内障手術は，切開創を縫合しないことが多いのですが，まれに手術後に傷が開いてしまうことがあります。その場合には縫合が必要です。

　トラブルということではなく，患者さんの水晶体囊やチン小帯が弱いことなどで白内障手術時に眼内レンズが入れられなかった場合は，改めて眼内レンズ挿入手術が必要になることがあります。

●乱視の変化や出血など

　手術時に切開された部分の角膜は，その方向のカーブが緩やかになり，結果として乱視が変化します。切開創を強く縫合すると，逆にカーブが強くなる乱視も起こります。現在は眼球を切開する幅が3ミリ程度の小切開手術が主流なので，あまり問題は生じませんが，手術後1〜2カ月は乱視を含めて目の屈折度数が変化します。したがって眼鏡の調整は手術後2〜3カ月ぐらいの間を空けて行なう方がいいでしょう。

　非常にまれですが（超音波白内障手術では1万例以上に1件くらい），網膜の後にある脈絡膜から大出血（駆逐性出血）が生じることがあり，見えなくなってしまうことがあります。また，手術自体の合併症ではありませんが，眼内レンズの度数が当初の計算と比べあまりにもずれていた場合は，眼内レンズの入れ替えのため再手術の対象になることがあります。

◯眼内レンズがずれることも

　眼内レンズが固定される位置（通常は水晶体嚢内：水晶体の袋の中）からずれてしまうことがあります。袋を支えているチン小帯というところが弱いとか，何かの衝撃があったとかで生じるといわれていますが，原因がわからないこともあります。中には眼内レンズが水晶体嚢ごと硝子体中に落下することもあり，視力に影響がでるときは再手術をすることになります。

◆コラム◆　もともとの乱視を少なくする

　白内障手術時に切開した部分の角膜は，その方向のカーブが緩やかになり，結果として乱視が変化します。大きな切開をしていた時代は，こうした術後に引き起こされる乱視（術後乱視）が問題でした。当時はほとんどが角膜の12時方向を中心に切開していたので，「術後の倒乱視化(とうらんしか)」と言われていました。
　現在は約3ミリの小切開手術が主流なので，もともと乱視がある場合でも，それ以上に乱視を悪くするような問題はあまり生じません。逆にこの性質を利用して，カーブの強い方向で計画的に切開し，もともとの乱視を少なくするような方法も行なわれています。

白内障治療の効果とケア

Q42

手術後のケア
白内障手術後のケアについて教えてください。

A 術後の絶対安静は必要ない

かなり以前には，手術後は砂嚢（砂の入った袋）で頭を固定して24時間絶対安静という時代がありました。しかし現在は，術後の絶対安静は必要ありません。もちろん高齢者の方が多いので，1時間ぐらいはベッドで安静にした方がよいと考えます。その後は歩いてもかまいません。元気な方であれば，ほとんど安静は必要ない場合もあります。

通常，手術した日はガーゼを当てて眼帯をしますが，施設によっては眼帯をしないところもあります。眼帯ガーゼを当てる場合は通常1～2日ぐらいですが，その後はガーゼを除いて，保護眼帯のみを睡眠時に1週間程度します。手術後2週間程度は外出時に保護眼鏡をしておく方がよいでしょう。細かな点は主治医に確認してください。

●必ず主治医によく相談して

目を使う（ものを見る）ことを制限する必要はありません。しばらくは異物感や違和感がありますから無理はできませんが，疲れない程度でなら問題ありません。手術後の経過によって点眼薬の種類も変わりますが，通院の間隔も含めて主治医の指示は守るようにしてください。

手術された方の年齢や身体の具合，手術後の目の状態，施設や主治医によって術後の細かな注意点も異なります。日常生活の注意点は，次ページの表3を参考にしていただければいいでしょう。

表3　白内障手術後のケア

・シャワー，入浴（洗顔は不可）	翌日から
・洗顔，洗髪（自己）	3～4日後から ただし目をこするのは避ける。洗髪（仰向けで介助）は翌日でも可能
・事務仕事	1～3日後から
・車の運転	1週間程度後から 手術前と比べて眼の度数が違っていることもあるので注意が必要
・体を使う仕事	2週間程度後から
・運動（ジョギングやゴルフ）	2～4週後から
・水泳，水中ウォーキング ・顔を水につける水泳	2～4週後から 1～2カ月後ぐらいから ゴーグルをつけて目を保護すること。はめはずしの際は注意が必要
・衝突を伴うスポーツ	避けるべき

④ 緑内障の症状と治療法

緑内障の種類と特徴

Q43 緑内障の有病率

緑内障の患者は，この10年間で急増しているそうですが，どのような理由が考えられますか。

A 有病率は約10年間で1.6倍に

　緑内障の頻度（有病率）については，1988〜89年に日本全国7地区で実施された緑内障疫学調査で，40歳以上の人口につき3.56％であることが判明しました。また，2000〜2002年に日本緑内障学会が岐阜県多治見市で実施した緑内障疫学調査では5.78％という結果でした。したがって単純に計算しますと，緑内障患者の有病率は約10年間で1.6倍に増加したことになりますが，この10年間で緑内障患者が急激に増加したわけではありません。

●検査機器の精度向上と高齢化が要因

　緑内障患者が増えている理由の一つは，疫学調査で緑内障を見つけだす検査機器の精度が上がったためで，10年前には見逃されていた患者が見つけられるようになったためかと考えられます。また，より高齢者になるほど緑内障の有病率が上昇しますので，日本が10年前と比べてより高齢化社会となっていることも一因と思われます。いずれにせよ緑内障は成人病の一つであり，高齢になるほどその頻度は高くなりますので，40歳になれば眼科健診を受けることをお勧めします。

図25 緑内障の有病率（40歳以上の人口を対象 1989年，2002年）

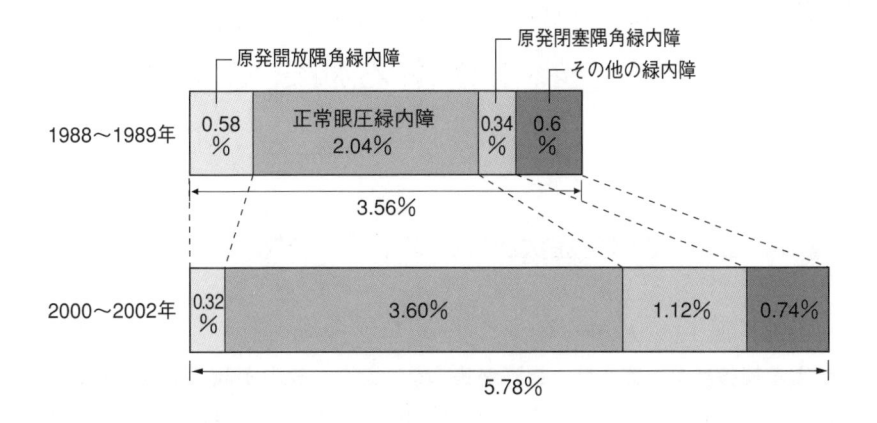

1988～1989年
- 原発開放隅角緑内障 0.58%
- 正常眼圧緑内障 2.04%
- 原発閉塞隅角緑内障 0.34%
- その他の緑内障 0.6%
- 計 3.56%

2000～2002年
- 0.32%
- 3.60%
- 1.12%
- 0.74%
- 計 5.78%

図26 年齢別緑内障の有病率（2002年 多治見市民眼科検診配布資料より）

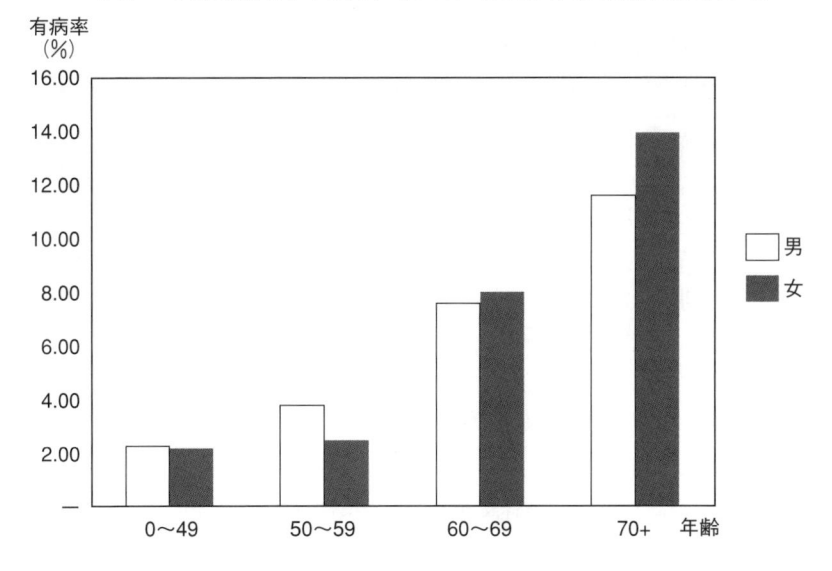

有病率（％）、年齢別（0～49、50～59、60～69、70+）、男女別の棒グラフ

緑内障の種類と特徴

Q44 緑内障の主な特徴

失明の恐れもあるという緑内障は、どんな特徴がある病気ですか。

A ほとんどは自覚症状がないタイプが多い

　緑内障とは、その人の眼が耐えられる限界以上の眼圧によって、視覚を脳に伝える視神経が障害され、視野が狭くなったり、視力が低下する病気です。緑内障で視神経が障害を受けると回復が困難で、失われた視野や視力は元に戻りません。そのため、進行すると失明の危険があるので昔から恐れられてきました。緑内障には自覚症状がないままにゆっくりと進行するタイプと急激に激しい症状で発症する2つのタイプがありますが、そのほとんどは自覚症状がないままに進行するタイプです。

●房水が滞って眼圧が高くなる

　目に触れると、ゴムマリのように一定の硬さがあるのがわかると思いますが、これが眼球の内圧、すなわち「眼圧」というものです。眼球の中には「房水」という透明な栄養液が循環し、眼球の外の血管に流れて出ています。房水は、目の中の毛様体という血管の入り組んだ組織から分泌されており、血漿とほぼ似たような成分です。この房水が眼の中に一定量溜まっていることによって、眼の形と機能が保たれているわけです。緑内障の原因はこの房水がスムーズに循環しなくなって眼圧が高くなってくることです。

●眼圧が高くなると視神経線維が萎縮

　目から脳に情報を伝える視神経は、約120万本の神経線維の束からできています。眼圧が高くなると神経線維が押しつぶされ（萎縮して）、その数がしだいに減っていきます。その結果、視野が欠けていく緑内障の症状があらわれるわけです。しかし通常は、神経線維全体の50％程度が萎縮しても、本

人はまったく気付かず，通常の視野検査をしてもその異常が発見できません。神経線維が50％以上萎縮して，はじめて異常が発見されることが多いのです。

　視神経の強さは測定できませんが，眼圧に対する抵抗力には個人差がありますから，眼圧が高いからといって必ずしも緑内障になるわけではありません。しかし，眼圧がだいたい22mmHg以上（正常値は21mmHg以下）になると，緑内障になる可能性は高くなります（Q46の図29を参照）。

図27　眼圧と房水の流れ

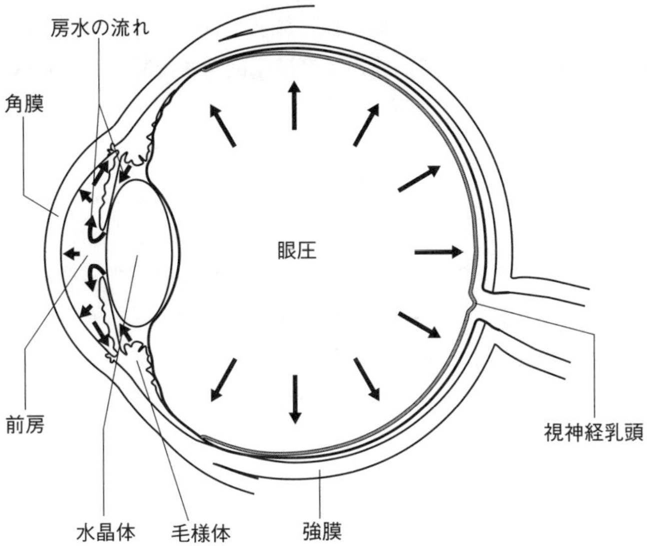

緑内障の種類と特徴

Q45

タイプと特徴

緑内障にはいくつかのタイプがあるようですが，その種類や特徴を教えてください。

A 医学的には先天性，原発性，続発性の3タイプ

　緑内障はその起こり方によって急激に起こる急性タイプと徐々に起こる慢性タイプの2つに大きく分けられますが，医学的には先天性，原発性，続発性の3つに分類されます。原発性と続発性は，さらに房水の眼外への出口である隅角（ぐうかく）の状態によって開放および閉塞隅角緑内障の2つに細分されます。

●先天緑内障（発達緑内障）

　緑内障は大人の病気と思っておられる方が多いと思いますが，赤ちゃんや子どもの緑内障もあります。隅角の先天的な形成異常のため眼圧が上昇し，緑内障を起こすタイプです。形成異常が隅角に限局するタイプと，他に先天的な異常を伴うタイプに分類されます。ただ先天緑内障といっても，隅角の形成異常の程度によって，生まれながらに発症している場合や10～20歳代になってから発症する場合もあり，発症時期はさまざまです。先天緑内障では眼球が大きくなり，角膜が混濁してきて初めて家族が異常に気づき，緑内障であることが発見されることが多くあります。赤ちゃんの時に眼が大きくて，角膜が透明でなく少しでも曇っているような場合は，すぐに眼科専門医を受診することが非常に大切です。

●原発緑内障

　原因が不明であるタイプで，年齢とともに増加します。隅角の状態によって次の2つに分類されます。

　① 開放隅角緑内障

　　慢性緑内障のうちの一般的なタイプで，原因は明らかではありません

が，房水の排出路である線維柱帯が目詰まりを起こすためと考えられています。房水の流出口である隅角は開いているのに，隅角の構造や機能に異常があり，房水の循環が滞り眼圧が上昇します。このタイプの緑内障は長年月を経てじわじわと進行するため，自覚症状はほとんどありません。

40歳以上，近視の人に多く見られますが，若い年代にも起こります。代表的な症状は「視野が鼻側から徐々に欠けていく」という視野狭窄や視力低下です。両目に起こることが多く，放置しておくと徐々に進行し，発症後20年でほとんど失明に近い状態になります。

何よりも早期発見，早期治療が必要ですが，初期には自覚症状がないので，気付いた時には随分進行してしまっているケースが少なくありません。

この開放隅角緑内障のうち，眼圧が正常範囲にあるタイプを正常眼圧緑内障といいます。前述したように日本人に最も多い緑内障で，眼圧が常に21mmHg以下の正常範囲であるのに，緑内障性の視神経障害を起こし，視野障害をきたす疾患です。眼圧測定からは診断できないので，眼圧が正常だからといっても安心できません。正常眼圧緑内障もやはり自覚症状はほとんどありません。

② 閉塞隅角緑内障

房水の流出口である隅角が，虹彩の根部で閉塞されるタイプです。急激に起こるタイプと徐々におこる慢性タイプがあります。急激に起こるタイプはもともと隅角の狭い人が長時間暗い所に居たり，うつむいて仕事をしたり，精神的に興奮したりした時に，急に眼が痛みだし，激しい頭痛や吐き気，嘔吐などを起こし，急激に視力が低下します。50歳以上の女性に多いという特徴がありますが，発作が起きてもすぐに治療すれば眼圧も下がり，視力も回復しやすく，後遺症もほとんど残りません。しかし，頭痛や吐き気，嘔吐などがひどいため，脳外科や内科の病気と間違われて手遅れになることがあるので注意が必要です。また，慢性タイプでは，時々眼圧が上昇した時に眼がかすんだり，電灯のまわりに虹がかかって見えたりしますが，ほとんど眼痛を起こさず，そのうちに視野が障害されて，進行していくという特徴があります。

図28 原発緑内障の2つのタイプ

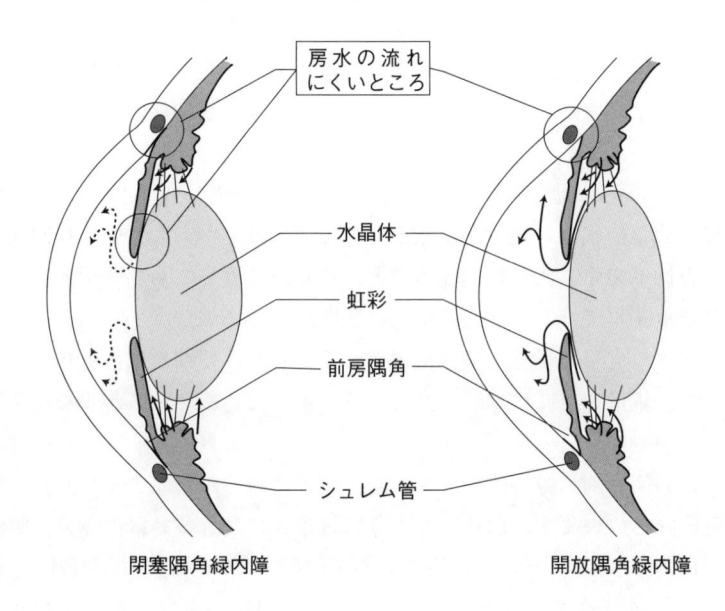

房水の流れにくいところ
水晶体
虹彩
前房隅角
シュレム管

閉塞隅角緑内障　　　　開放隅角緑内障

●続発緑内障

　他の眼の病気，全身の病気，あるいは薬の使用が原因となって，眼圧が上昇し緑内障を起こすタイプです。続発緑内障の原因となる眼の病気ではぶどう膜炎，水晶体の病気，外傷などがあり，全身の病気では糖尿病，甲状腺の病気などがあり，薬の使用では副腎皮質ステロイドなどが原因となります。

　この続発緑内障も，隅角の状態によって開放隅角緑内障と閉塞隅角緑内障の2つに分類されます。

緑内障の種類と特徴

Q46 眼圧と緑内障
眼圧は正常値なのに，緑内障になる人も多いと聞きました。その主な原因はなんですか。

A 日本人に最も多い正常眼圧緑内障

　眼圧の正常値は10〜21mmHg（ミリメートル水銀柱）とされています。この値はドイツの有名な眼科医が1958年に約1万人（2万眼）を対象に集団健診を行ない，統計的な処理をして算出したもので，日本でも長年採用されてきました。

　この数値はその95.5％の人が正常であるとされる平均値±2標準偏差という統計学的な計算から算出されたものです。しかし眼圧が10〜21mmHgの正常眼圧の範囲内であっても緑内障を起こす場合があり，これが日本人に最も多い正常眼圧緑内障と呼ばれるものです。治療は他の緑内障と同様，眼圧をさらに下降させることが主体ですが，視神経の血液循環を改善する方法などが検討されています。

図29　眼圧と緑内障の関係（Shiose Y et al: Jpn J Ophathalml, 35: 133-155, 1991）

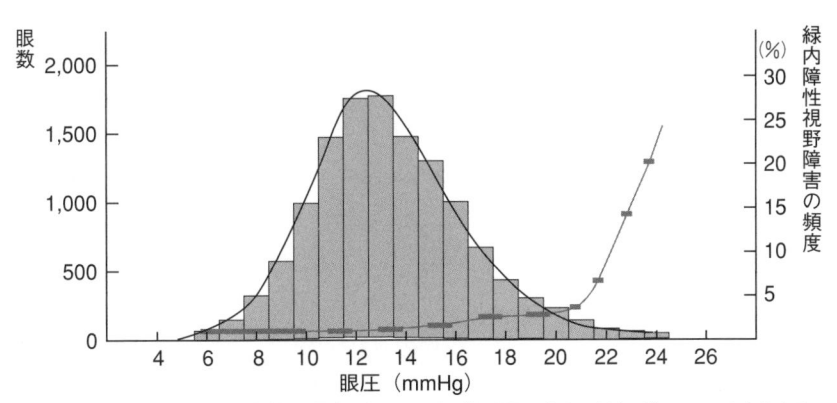

眼圧が高いほど視野障害（緑内障）の頻度は高くなるが，低い眼圧でもその頻度は数パーセント存在する。

●正常眼圧緑内障の原因

　正常眼圧緑内障は，眼圧値がその人の健常眼圧（緑内障を生じない眼圧で，個人によって異なる）を越えているのが原因とされています。つまり，普通の人にとっては何ともない眼圧であっても，その人にとっては病的で異常な眼圧であるということです。すなわち視神経が眼圧に対して抵抗力が弱く，健常眼圧が低いためと考えられています。その他の原因として，視神経を栄養している血管の障害などが考えられていますが，まだはっきりとしたことはわかっていません。

　正常眼圧緑内障は眼圧検査のみでは見つけられませんので，発見が遅れることが少なくありません。その多くは眼科健診や，たまたま他の目の病気で眼科を受診したときに見つけられています。

●日本人は欧米人に比べて眼圧が低い

　前述したように，日本緑内障学会が岐阜県多治見市で実施した緑内障疫学調査（Q43の図25）では，40歳以上の人口の緑内障の有病率は5.78%で，約17人に1人の割合という実に高い頻度で緑内障の人が存在することがわかりました。

　また，緑内障の中で最も多いタイプである開放隅角緑内障の有病率は3.92%（原発開放隅角緑内障 0.32% + 正常眼圧緑内障 3.6%）で，緑内障全体の約7割を占めましたが，そのうちの大多数は眼圧が高くないタイプの緑内障である正常眼圧緑内障でした。一般的に日本人は欧米人に比べて眼圧が低いこと，40歳以上では年齢とともに眼圧が低下していく傾向にあることが影響しているようです。

緑内障の予防と診断

Q47 緑内障の早期発見
緑内障は自覚症状がほとんどないそうですが，早期発見は眼科検診を受けるしかありませんか。

A 自覚症状が現れた頃は末期に近い

　その通りです。目が痛いと緑内障ではないかと心配される方が多くおられますが，急に目が痛くなるタイプの緑内障は緑内障全体のほんの数パーセントに過ぎません。緑内障のほとんどは痛みを伴わない，自覚症状のないタイプである開放隅角緑内障です。このタイプの緑内障は，初期から中期頃までほとんど自覚症状がありません。強いてあげれば，明かりをみるとその周りに虹のような輪がみえる，眼が重い，眼が疲れやすい，かすむ，見にくくなったような気がする，頭が重い，肩がこるなどがあります。しかし，これらの症状は緑内障に特有の症状ではありません。

　緑内障のほとんどは無症状ですので，視野異常に気付いたり，視力低下を感じたりするような自覚症状が出現した頃はすでに緑内障の末期近くに進行している場合が多くあります。したがって早期発見，早期治療が必要で，そのためには40歳以上になれば，年に１回程度は眼科検診を受けられることをお勧めします。

●自覚症状が非常に激しい急性閉塞隅角緑内障

　急に眼が痛くなり，視力が極端に低下するタイプである急性閉塞隅角緑内障は緑内障全体からみれば，非常に数少ないタイプです。このタイプの緑内障は眼痛，頭痛，吐き気，嘔吐などと症状は非常に激しいのですが，早期に治療すれば，ほとんど視野障害や視力低下の後遺症を残さず治すことができます。中年以降の遠視のある人に発症しやすく，女性に多く男性の約３倍です（Q50参照）。

◆コラム◆　視力と視野

　視力は，視野の中心部のものを見分ける力をいいます。したがって，視野と視力の概念は全く違うものですが，どちらも視神経がその役割を担っています。緑内障では視神経乳頭部が圧迫されたりして障害を受け，視野の欠損や狭窄を起こしますが，視野の中心部は視神経線維が豊富であるので，視野狭窄が高度になっても視力が正常に保たれていることが多くあります。したがって緑内障で視力が低下している場合は，視野障害が相当進行している状態であることが考えられます。

図30　視野障害の進み方（慢性タイプの場合）

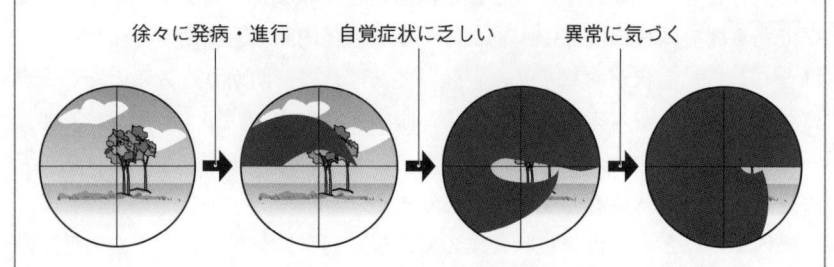

徐々に発病・進行　　自覚症状に乏しい　　異常に気づく

視野の周辺部から徐々に欠けてくるため，気づきにくく，自覚したときにはかなり進行していることが多いのが特徴。

緑内障の予防と診断

Q48 視野の自己チェック
視野が狭くなるのは緑内障の兆候と聞きましたが，自己チェックはどうしたらよいのですか。

A 視野のチェックは片目をつぶって見る

　緑内障は目の成人病ですので，現在のところ緑内障を早期発見するには，眼科で眼圧，眼底，視野などの検査を受ける以外には方法はありません。これといった自己チェック法はありませんが，視野については片目をつぶって見るのは一つの方法です。

　片目を閉じてまっすぐ正面を向いたまま，両手を徐々に広げていくと，ある程度以上になると手が見えなくなります。両手の見える範囲が視野です。緑内障の初期変化は，視神経が障害されて視野が欠けてくることですが，通常は両目でものを見ていますから，視野が一部欠けていても気付きにくいのです。そのため気付いた頃には緑内障による視野障害が相当に進んだ状態となっていることが多くあります。

　したがって，緑内障に限らずその他の目の病気でも同様ですが，早期発見するためには時々片目をしっかり隠して片目ずつで見て，正常に見えているか，視野が狭くなっていないかなどをチェックすることが大切です。

● 正常な視野の範囲

　視野とは，一点を固視したまま見ることのできる範囲のことで，目の奥にある網膜から脳の中にある視中枢に至る視神経の機能を反映しています。正常眼の片眼の視野は，上下方向では上方60度，下方70度，水平方向では鼻側60度，耳側100度と言われています。具体的には，片目（右目）を右手で被い隠し，真正面を向いて，左手を真横に延ばした時に，その左手の先と鼻の頭が同時に見えていれば，大体正常な水平方向の視野ということになります。

◯ **視野の自己チェック法（白土城照先生の方法）**

　20インチ以上のテレビ画面の中央に，直径1センチの丸いシールをはり，電波を受信していない空きチャンネルでザアーと鳴っているノイズの画面を出します。この画面から40〜50cmほど離れて，正面から片目（反対の目はしっかり被い隠す）でシールをしっかり固視します。見ている時に画面のノイズが止まって見えたり，一部が欠けてみえたりする場合は視野欠損の恐れがあります。この場合は視野異常が疑われますので，なるべく早く眼科専門医を受診する必要があります。また，画面がすべて異常なく見えたとしても正常とは限りません。やはり緑内障の早期発見は眼科専門医で受けることが一番です。

　なお，最近のテレビでは空きチャンネルでこのようなノイズ画面がでないことがあり，この場合はインターネット上で「緑内障自己チェッカー」というほぼ同様な方法を紹介しているサイトがありますので，これをごらんください。

図31　正常眼の視野（Anderson）

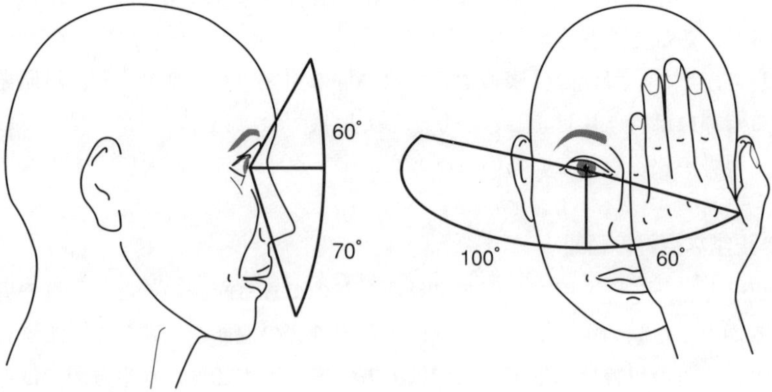

上下方向　　　　　　　　　　　　　　　水平方向

緑内障の予防と診断

Q49 遺伝性はある？

私の父が緑内障でした。この目の病気は遺伝すると聞きましたが，ほんとうですか。

A 遺伝するタイプと遺伝しないタイプがある

　ほんとうです。ただし，遺伝するタイプと遺伝しないタイプがあり，現在のところその詳細はまだわかっていません。最近，緑内障の原因遺伝子が次々と明らかにされてきていますが，それは緑内障のほんのごく一部で，その原因となる遺伝子はおろか，遺伝形式さえはっきりしていない緑内障の方がはるかに多いのが現状です。また，多くの緑内障は複数の遺伝子が関係している多因子遺伝である可能性があり，さらにその発症には環境因子の影響もあると考えられています。したがって，お父さんが緑内障であることは，あなたが緑内障を起こしやすい一つの危険因子を持っている可能性があることになりますが，必ずしも発症するというものではありません。

◯緑内障遺伝子との因果関係

　緑内障，とくに原発開放隅角緑内障の発症に遺伝が関係していることは古くからいわれており，開放隅角緑内障患者の15〜50％に家族歴があることが報告されていました。

　近年，開放隅角緑内障の原因遺伝子が次々と発見され，このタイプの緑内障ではこれまで3つの遺伝子座が明らかになっています。しかし，実際にこれらの原因遺伝子で発症している原発開放隅角緑内障はごく一部と考えられおり，初めて発見されたミオシリンの遺伝子変異（発見者は日本の窪田良先生）については，原発開放隅角緑内障患者の3％程度にしか見つかっていません。したがって原発開放隅角緑内障の大多数は，この遺伝子とは無関係で発症している可能性が高いと考えられています。

緑内障の予防と診断

緑内障の発作

Q50 妻（50歳）が眼科検診で，急性緑内障発作の可能性を指摘されました。発作が起きたとき，どうしたらよいのですか？

A 一刻も早く眼科を受診し，適切な処置を受けること

　Q45でも触れましたが，急性緑内障発作（急性閉塞隅角緑内障）は突然発症することが特徴で，その症状は吐き気，嘔吐，視力低下を伴った非常に強い眼痛・頭痛です。そのような発作が起こってしまったとき，頭や内臓の病気と間違われることが少なくありません。まず，突然激しい頭痛・眼痛に嘔吐を伴った症状が出現した場合，目の病気ではないかと疑うことが大切です。これらの症状に視力低下，目の充血を伴っていれば，急性緑内障発作と考えられますので，大至急眼科を受診してください。目を冷やすと少し楽になることがありますが，治療が遅れて失明することもありえますので，一刻も早く眼科を受診し，適切な処置を受けることが最も大切です。症状が激しくとも早期に治療をすれば，ほとんど視野障害や視力低下の後遺症を残さず，治すことができます。

● 急性緑内障発作を起こしやすいタイプ

　この目の病気になりやすいタイプは，中年以降の遠視のある人で，狭隅角（きょうぐうかく）の人です。緑内障全体では数パーセントに過ぎませんが，この発作は女性に多く，男性の3倍近く発症します。

　遠視眼は前房（角膜と虹彩の間）が浅く，虹彩と隅角が接触しやすいという構造上の問題があり，年をとると水晶体が厚くなってくるので，虹彩が水晶体に接近します。そのためこのようなタイプの人に散瞳を生ずるような条件（暗い所での長時間の仕事，精神的ストレス，散瞳作用をもつ薬の使用など）が加わると，虹彩と水晶体の隙間がなくなり，房水が前房に流れにくくなります。その結果，後房にたまった房水が虹彩を前方へ圧迫し，隅角が閉

塞して眼圧が急上昇し,「急性緑内障発作」を起こします。女性に多い原因ははっきりしていませんが,女性は男性より眼球が小さく,また高齢者も女性の方が多いためかと考えられています。

　狭隅角かどうかは眼科の隅角検査でわかります。何も症状がないからといって安心はできません。いつ発作を起こすかと心配をし続けるより,精密検査の上,必要であれば予防的な処置（レーザー虹彩切開術など）を受けられた方がよいでしょう。

《用語解説》
・狭隅角　前房の周辺部で角強膜から虹彩に移行する部分を隅角といいますが,この隅角角度が狭いことです。

図32　広隅角と狭隅角

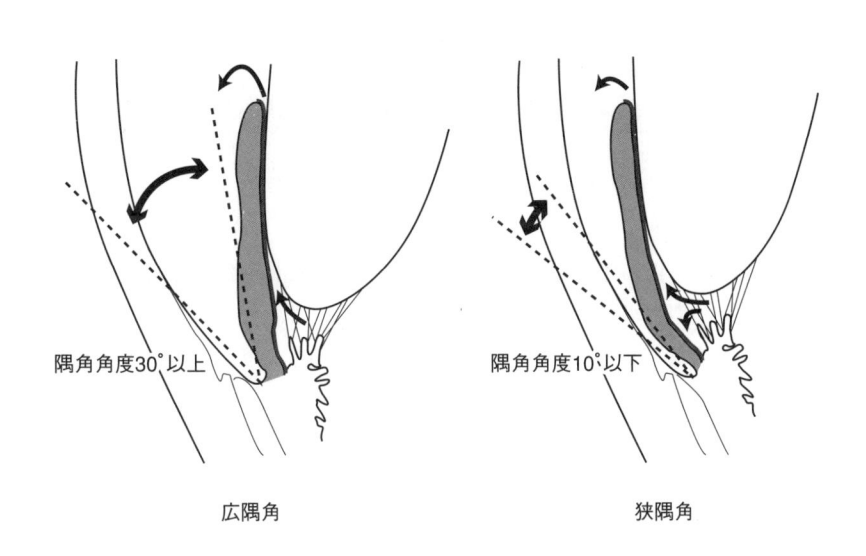

隅角角度30°以上　　　　　　　　隅角角度10°以下

広隅角　　　　　　　　　　　　狭隅角

緑内障の検査

Q51 緑内障検査の種類
緑内障の検査にはどのようなものがありますか。

A 基本は眼圧・眼底・視野の検査

　通常，緑内障の基本的検査として眼圧・眼底・視野検査の3つの検査があります。さらに緑内障の種類を確定するには，細隙灯顕微鏡検査，隅角検査などの検査を行ないます。また，特殊な検査として超音波生体顕微鏡検査があります。

● **検査の流れ**

　眼圧，眼底，細隙灯顕微鏡検査は眼科基本検査です（Q71参照）。この基本検査で緑内障またはその疑いがある場合に視野や隅角などの検査が行なわれます。

① **眼圧検査**

　眼圧計を用いて眼圧を測定します。眼圧計には接触型と非接触型があり，接触型の場合は点眼麻酔が必要ですが，非接触型装置では点眼麻酔の必要はありません。どちらも痛みは全くありません。緑内障の診断や治療に眼圧値は非常に重要な指標となります。眼圧の正常値は10〜21mmHgですが，これは統計上の数値です。眼圧が正常範囲であるといっても，緑内障ではないとは言えません（Q46参照）。

② **眼底検査**

　検眼鏡を使って眼底にある視神経乳頭およびその周囲の網膜をおもに観察します。眼底には網膜から視神経線維が全部寄り集まって束となって眼球を出ていく直径約1.5mmほどの部分があり，これを視神経乳頭といいます。緑内障では視神経が乳頭部で障害を受け，これを形成して

いる視神経線維が消失するにつれ，乳頭部が陥没して，正常なピンク色の色調が失われて蒼白くなります。必要に応じて散瞳して検査を行なう場合があります（Q29のコラム「散瞳検査」を参照）。

③ 視野検査

　視野検査の結果である視野異常は視神経障害の程度を反映します。視野とは一点を固視しまま同時に見える範囲をいいますが，検査では一点を固視させたまま，その周辺部にさまざまな明るさや大きさの光を点滅させて，見える部分と見えない部分を調べます。視野検査には，自動静的視野検査とゴールドマン動的視野検査の2つの方法があります。検査に要する時間は検査プログラムによって異なりますが，通常，片目につき5〜20分程度です。

　自動静的視野検査は，視標を動かさずに多数の測定点で光の明るさを変えて見せ，それに対する反応を調べて網膜の異なったところで見える感度を表示します。ゴールドマン動的視野検査は，大小のさまざまな視標を動かして，その見える範囲を調べます。通常大きな視標から小さな視標へと変えて検査します。初期から中期の緑内障では自動視野計が，進行した末期の緑内障では動的視野計がおもに用いられます。

図33　自動静的視野計（ハンフリー視野計）とゴールドマン動的視野計の測定結果

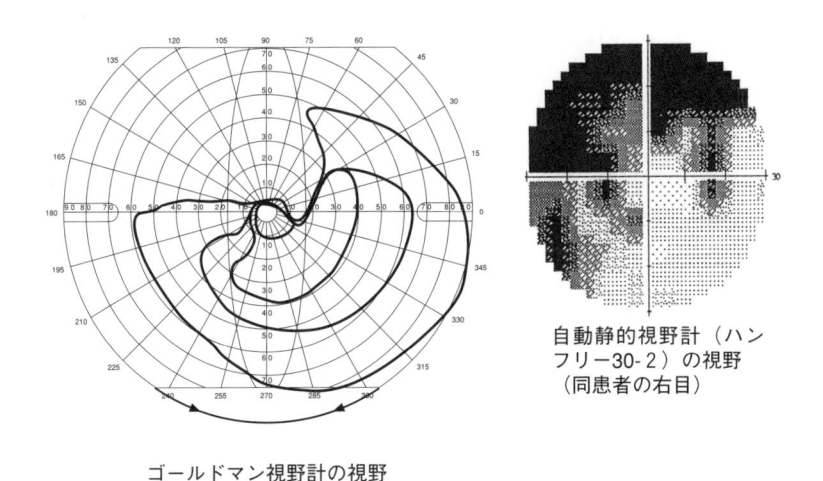

ゴールドマン視野計の視野
（右目　視野障害中度）

自動静的視野計（ハンフリー30-2）の視野
（同患者の右目）

④ 細隙灯顕微鏡検査

　外眼部，前眼部の状態をスリット光を当てて，顕微鏡で拡大して調べます。とくに緑内障では角膜，前房，虹彩の状態を詳しく観察します。また，特殊なレンズを併用して眼底や隅角検査にも使用します。

⑤ 隅角検査

　房水の排出口である隅角の状態を検査します。この検査で隅角の開放，閉塞などを判断します。

⑥ 超音波生体顕微鏡検査

　前眼部の画像が得られる超音波診断装置で，隅角や毛様体の状態を詳しく調べます。

緑内障の治療法

Q52 緑内障治療法の種類
緑内障の治療にはどのような方法があるのですか。

A 薬物，レーザー，手術治療のいずれも進行防止が目的

　緑内障の治療法には，薬物治療，レーザー治療，手術治療の3つの方法があります。先天緑内障や急性の場合を除いて，通常は薬物治療から始め，必要に応じてレーザー治療や手術治療が行なわれます。
　いずれの治療法も眼圧を下げて視神経障害をそれ以上進行させないようにすることが目的です。緑内障で一度損なわれた視野欠損や視力障害は，薬や手術などで眼圧をさげてもほとんど回復させることはできません。したがって，早期発見，早期治療が非常に大切です。ただし，急性緑内障で一時的に悪化している場合は例外で，回復します。

◯緑内障治療法
　① 薬物治療（点眼薬・内服薬）
　　　眼圧を下げる点眼薬（目薬）で治療します。緑内障の点眼薬には，眼球の中を流れる栄養液（房水）の眼球外への排出をうながして眼圧を下げるものと，房水の産生を抑えて眼圧を下げる2つのタイプがあります。さまざまな種類や濃さのものがありますが，眼の状態によって使い分けます。また，眼圧が十分に下がらない場合は何種類かを組み合わせて使用することもあり，さらに内服薬を同時に使用することもあります。なお，急性緑内障発作など眼圧が異常に高い場合，緊急に眼圧を下げるために点滴薬（高浸透圧薬）を使用したりします。
　〈薬物治療の副作用〉緑内障点眼薬は長期にわたって使用する可能性が高くなりますので，副作用の発現にも注意をはらう必要があります。点眼薬の副作用としては，目の局所のもの（眼瞼皮膚炎，結膜アレルギー，瞼の

回りや眼の痒み，充血など）と，全身のものがあります。その頻度は薬の種類にもよりますが，だいたい数パーセントから多いものでは30パーセント前後です。緑内障治療薬の種類と主な副作用については，表4を参照してください。

② レーザー治療

　レーザー治療には，閉塞隅角緑内障に対するレーザー虹彩切開術，開放隅角緑内障に対するレーザー線維柱帯形成術，難治性緑内障に対する毛様体光凝固術などがあります。

　緑内障レーザー治療は通常の手術とは異なり，眼球切開をしないため，切開手術に伴う出血や感染症，その他の色々な合併症を避けることができ，手術より安全性が非常に高い治療です。しかしながら，すべての緑内障にレーザー治療が有効なのではありません（Q55を参照のこと）。

③ 手術治療

　いろいろな方法がありますが基本的には，詰まった房水の排出口を再開通させるか，別のバイパスをつくって房水を外に排出するかです。閉塞隅角緑内障に対しは周辺虹彩切除術，隅角癒着解離術など，開放隅角緑内障に対しては線維柱帯切除術，線維柱帯切開術など，難治性緑内障に対してはセトン手術，毛様体破壊術などがあります。詳しくはQ53を参照のこと。

表4　緑内障治療薬の種類と副作用

種類	主な商品名	主な副作用
副交感神経刺激薬（点眼）	ピロカルピン，サンピロ	縮瞳（暗黒感，視力低下，視野狭窄），眉毛痛，結膜充血，網膜剥離，虹彩嚢腫
交感神経刺激薬（点眼）	ピバレフリン	散瞳（羞明，視力低下），眼瞼炎，結膜炎，反応性結膜充血，眼痛，黄斑浮腫，眼部色素沈着，心悸亢進，血圧上昇，頭痛
交感ベータ遮断薬（点眼）	チモプトール，ミケラン，ベントス，ハイパージール，ミロル，ベトプティック，チモプトールXE，リズモンTG	刺激感，眼乾燥症，点状表層角膜炎，徐脈，動悸，低血圧，不整脈，呼吸困難，喘息発作誘発，頭痛，めまい，抑うつ症状
交感アルファ1遮断薬（点眼）	デタントール	結膜充血，刺激感，異物感，頭痛
プロスタグランジン関連薬（点眼）	レスキュラ	眼刺激感，結膜充血，角膜障害，灼熱感，頭痛，眼部多毛
	キサラタン	眼刺激感，結膜充血，そう痒感，眼瞼・虹彩色素沈着，眼部多毛，角膜上皮障害
炭酸脱水酵素阻害薬（点眼）	トルソプト，エイゾプト	眼刺激感，結膜充血，そう痒感，一過性視力低下，頭痛，悪心
炭酸脱水酵素阻害薬（内服）	ダイアモックス	手足・顔面のしびれ，胃腸障害，多尿，全身倦怠，味覚異常，腎・尿路結石，低カリウム血症，代謝性アシドーシス，再生不良性貧血

緑内障の治療法

Q 53 急性と慢性

緑内障の急性と慢性では，その治療はどのように違うのですか。

A 慢性タイプは生涯にわたる治療が必要

　緑内障治療の基本は眼圧下降ですが，発病の状態によって当然，治療方法も少し異なります。急激に発症する急性タイプは眼圧が異常に高い（大体40mmHg以上）ことが多いので，できるだけ早く眼圧を下げるため点滴注射薬を使用することがあります。急性タイプの閉塞隅角緑内障では早期治療によって完治することもありますが，徐々に進行する慢性タイプ（開放隅角緑内障）の場合はほとんど生涯にわたる治療が必要です。

●急性タイプには点滴注射や内服薬

　急性タイプの治療では，点眼薬の頻回点眼とととともに，眼圧を下げる点滴注射薬（高浸透圧薬，炭酸脱水酵素阻害薬）や内服薬を使用します。とくに急性緑内障発作（急性閉塞隅角緑内障）では，緊急に眼圧を下げる必要があります。この眼圧降下治療のあと，通常，レーザー虹彩切開術や周辺虹彩切除術が施行されます。

●慢性タイプはまず薬物治療から

　慢性タイプの原発開放隅角緑内障や正常眼圧緑内障では，薬による治療がまず優先されます。薬による治療で十分な効果が得られない場合や，副作用などで薬による治療が継続できない場合には，レーザー治療や手術による治療に移行します。しかし慢性タイプは完治が難しい，というのが実情です。治療薬を正しく使用して，健康的で規則正しい生活を送るように心がけてください。

緑内障の治療法

Q54 手術の選択
緑内障ではどのような症状になった場合，レーザー治療や手術をするのですか。

A 薬での眼圧コントロールがつかなくなったとき

　眼圧が高いタイプの原発開放隅角緑内障の治療は，まず点眼薬で眼圧のコントロールから始めます。しかし，人によってはいくつもの点眼薬を同時に用いても，さらに内服薬の投与を行なっても眼圧のコントロールが得られないことがあります。また，長期にわたって薬（点眼薬や内服薬）を使用していると，だんだん効き目が悪くなったり副作用が出てくることがあります。このように薬での眼圧コントロールがつかなくなった時に，レーザー治療を含めた手術治療に踏み切ります。

●眼圧を下げないと失明の恐れ

　手術治療の成功率は100％ではなく，手術による合併症なども起こりますが，眼圧をうまくコントロールして緑内障による失明からまぬがれるためには，この方法しかありません。また，眼圧が正常範囲である正常眼圧緑内障でも薬による治療をまず優先しますが，それでも視野障害が進行する場合は，さらに眼圧下降をはかってその進行を抑制するため手術を行なうことがあります。

　急性閉塞隅角緑内障では，一刻も早く眼圧を下げなければ失明の危険がありますので，点眼薬と点滴注射や内服薬を同時に用いて早急に眼圧を下げて，レーザー虹彩切開術や周辺虹彩切除術を行ないます。先天緑内障も病気が見つかり次第，できるだけ早い時期の手術が必要です。この場合，薬による治療はあくまで補助的な治療です。

● 視野・視力の回復見込みは？

　手術で十分眼圧を下げても，すでに障害を受けた視神経は回復しません。したがって，残念ながら視野欠損や視力障害はほとんど回復しませんが，眼圧を十分に下げることによって視野障害や視力低下の進行を防止することができます。また，眼圧が十分にコントロールされれば，毎日使用しなければならなかった緑内障治療薬から解放されたり，点眼薬数や回数を減らすことができます。

　なお，急性緑内障で一時的に視力や視野が悪化している場合は別で，回復することが多くあります。

緑内障の治療法

Q 55

緑内障のレーザー治療法

レーザーを使った治療は痛みも少なく，外来通院でもできるそうですが。

A 外来でできるが，すべての緑内障に有効ではない

　レーザーは眼球表面にある角膜のような透明な組織を通過しますから，眼球内部にレーザーを照射してさまざまな治療を行なうことができます。眼球を切開しないため，切開手術に伴う出血や感染症，その他の合併症を避けることができ，痛みもほとんどなく，術後の安静も不要で外来で短時間に行なえます。しかしながら，すべての緑内障にレーザー治療が有効というわけではありません。

○緑内障のレーザー治療法

　緑内障のレーザー治療には以下のような方法があり，緑内障のタイプによって選択され，その適応にも一定の条件があります。

① レーザー虹彩切開術

　　原発および続発性の閉塞隅角緑内障に適応される治療です。種々のレーザーを用いて虹彩に小穴を開け，閉塞隅角緑内障の原因である瞳孔ブロックを解除し，前後房の圧差をなくして隅角を開放して眼圧を下げます。治療は点眼麻酔の上，特殊なコンタクトレンズを装着して行なわれますが，痛みはほとんどなく外来で行なわれます。混濁や浮腫などで角膜の状態が悪い場合，レーザーを用いることができませんので，このような場合は周辺虹彩切開術という手術治療が行なわれます。

② レーザー線維柱帯形成術

　　レーザーを線維柱帯部に照射してその構造を変形させ，房水の排出を促して眼圧を下降させます。開放隅角緑内障に対して施行される治療ですが，その適応には緑内障のタイプ，年齢，眼圧値などのいくつかの条

件があります。この治療は手術の代わりとなるものではなく，薬物治療に対する補助的なもので，治療後も点眼薬による治療が必要な場合が多くあります。また，治療効果がすぐに現れないことや，効果があっても長続きせず，時間の経過とともに減弱することがあります。

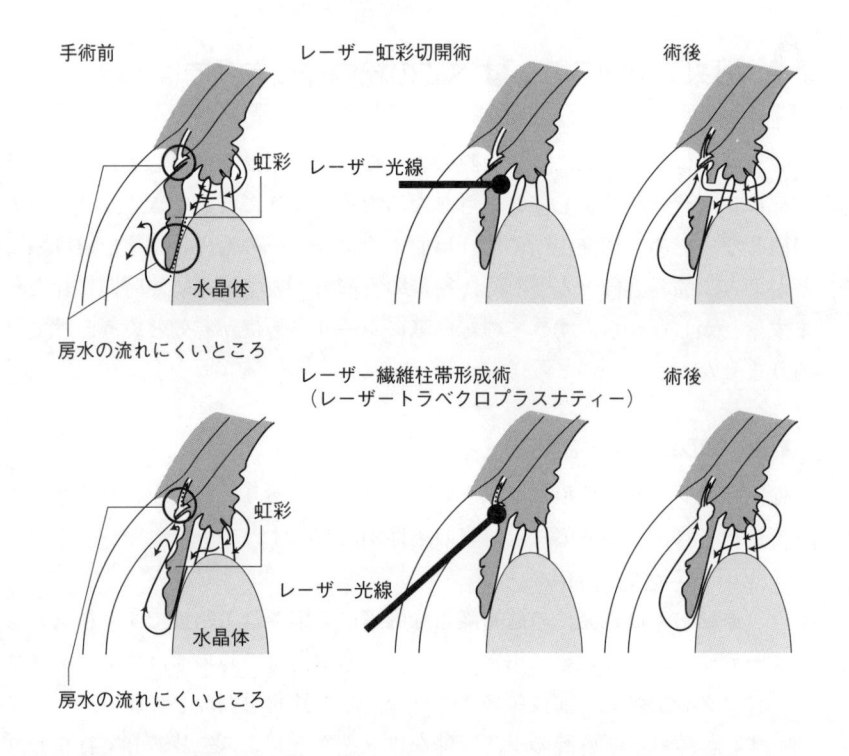

図34　レーザー虹彩切開術とレーザー線維柱帯形成術

手術前　　　　　レーザー虹彩切開術　　　　術後

虹彩
レーザー光線
水晶体
房水の流れにくいところ

レーザー繊維柱帯形成術　　　術後
（レーザートラベクロプラスナティー）

虹彩
レーザー光線
水晶体
房水の流れにくいところ

③　その他のレーザー治療

〈レーザー隅角形成術〉レーザーの熱凝固により虹彩周辺部を収縮させて隅角を開大させます。

〈毛様体光凝固術〉房水産生の場である毛様体をレーザーにより破壊して眼圧を下げます。この治療は通常の緑内障手術が無効な難治性の緑内障に対して主に行なわれ，術中や術後も痛みが強いケースが多く見られます。

緑内障の治療法

Q56

緑内障手術

レーザー治療も適応されないときには，どんな手術をするのですか。

A 線維柱帯切除術や線維柱帯切開術など

　前述したように，閉塞隅角緑内障ではレーザー虹彩切開術や周辺虹彩切除術が第一選択の術式ですが，開放隅角緑内障に対しては外科的手術が適応されます。その代表的なものとして，線維柱帯切除術と線維柱帯切開術があり，いずれも１週間程度の入院が必要になります。術後は一時的に視力が低下しますが，だいたい２～３週間で自然回復します。しかし，これらの手術効果も永続的なものではなく，徐々に失われることがあり，必要上何度も行なうことがあります。

●代表的な外科手術

① 線維柱帯切除術（トラベクレクトミー）

　「ろ過手術」の代表的な術式で，線維柱帯部の強角膜組織を切除して房水を結膜下に導いて眼圧を下げる手術です。ろ過手術とは，前房水を結膜下に導くバイパスによって眼圧下降をはかる手術のことです。

　この手術後は通常，房水の溜まり場所である結膜に，「ろ過胞」という盛り上がりが生じます。バイパスは一種の傷口ですから，これを治して塞ごうとする治癒機転が働きます。しかし，この傷口は房水を流すために開けた排出口ですから，治癒してはいけないのです。傷口が時間とともに塞がると，房水の流れが悪くなって眼圧が上昇することがあります。そこで，あえて傷口の治りを遅くするために，一種の抗がん薬であるマイトマイシンＣなどを塗って，バイパス路の持続を計ったりすることが行なわれます。抗がん剤は細胞の増殖を抑えるため，傷口を治そうとする反応も抑えるわけです。その使用量はごくわずかですから全身的

副作用はありません。

手術後は眼圧が不安定なことが多く，眼圧を調整するためにいろいろな処置を要することがあります。眼圧下降効果は大きい反面，細菌がバイパスから眼内に入り，眼内炎を起こしやすいという危険がつきまといますので，術後も十分な管理が必要です。

② **線維柱帯切開術**（トラベクロトミー）

房水の排出管であるシュレム管に，細い針金様のトラベクロトームという器具を挿入して隅角線維柱帯を切開し，もともとある房水の流出路を再建して眼圧の下降をはかる術式です。眼圧の下降幅は大きくなく，大体10代後半にコントロールされます。トラベクレクトミーのような「ろ過手術」と異なり，眼球結膜にろ過胞は生じないので，眼内へ感染の危険はなく，術後の管理はほとんど必要ありません。

図35　線維柱帯切除術と線維柱帯切開術

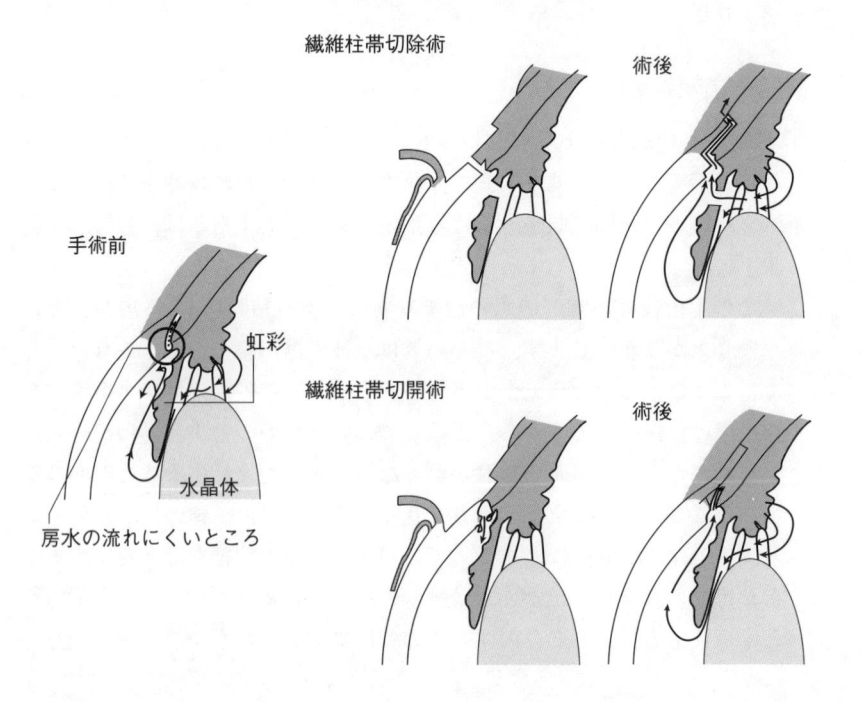

◯ その他の手術方法

隅角癒着解離術，非穿孔トラベクレクトミー，ビスコキャナルストミー，セトン手術，毛様体破壊手術などがあります。その手術方法については略しますが，これらもやはり緑内障の病型，病気，眼圧値などの状態によって選択されます。

◯ 安定した状態になっても定期検査は必要

手術によって十分に眼圧が下降し，安定した状態になっていれば一応治った状態にはなります。しかし，その効果が一生維持されるとは限りませんので，生涯にわたって定期的に検査を受ける必要があります。緑内障は早期発見，早期治療が必要な病気であり，また生涯にわたって管理が必要な点から，高血圧症や糖尿病と似た病気と言えます。高血圧症では血圧を，糖尿病では血糖値を下げてコントロールしますが，緑内障では眼圧を下げてコントロールします。

◯ 白内障との同時手術も

白内障も緑内障も，高齢者になるほど有病率が上がるだけに，両疾患を合併している例も多くみられます。緑内障の患者さんが白内障手術を受ける場合，逆に，白内障の患者さんが緑内障手術を受ける場合においても，まず考慮されるのは術後の炎症や眼圧上昇です。別々に手術をすることで術後の悪影響が予測されるときや，両者を同時に行なうことに利点が多い場合は，同時手術が行なわれます。たとえば，緑内障患者で白内障手術後，眼圧上昇が危惧される場合や緑内障点眼薬をたくさん使用している患者さんは同時手術がよいでしょう。また，緑内障手術後に白内障がかなり進行することが多くありますので，緑内障手術時に中等度以上の白内障を合併している場合は同時手術がよいでしょう。

緑内障の治療法

Q57

水晶体摘出

夫（60歳）が，緑内障手術で「水晶体摘出」の必要があると診断されました。その治療後，どうなるのか不安です。

A 水晶体に起因する緑内障では「水晶体摘出」の必要がある

　水晶体の異常（水晶体の脱臼・亜脱臼，膨化水晶体，水晶体融解緑内障など）に起因する緑内障では，水晶体を摘出することが多くあります。膨化水晶体による緑内障は，白内障の進行により水晶体が膨化して急性閉塞隅角緑内障を生じた病態ですので，水晶体を摘出することが，すなわち緑内障の治療です。水晶体融解緑内障でも緑内障の原因が水晶体にあるので，水晶体摘出が必要です。また，水晶体の脱臼・亜脱臼が原因の緑内障では水晶体が瞳孔で房水の前房への流れを遮断して急性緑内障を生じることがあります。この場合はレーザー虹彩切開術で治ることがありますが，脱臼の程度が強い場合は摘出しなければならないこともあります。

◯水晶体摘出は白内障手術と同じこと

　レーザー虹彩切開術や周辺虹彩切除術をすでに施行されている閉塞隅角緑内障で，緑内障手術の一つである隅角癒着剥離術の適応がある場合は，その手術効果を高めるために水晶体の摘出を同時に行なうことがあります。「水晶体摘出」という言葉そのものに不安を感じる方がおられますが，それは白内障手術と同じことです。水晶体摘出後に眼内レンズを挿入しない場合は無水晶体眼となり，ピント合わせのためのレンズ（眼鏡やコンタクトレンズ）が必要となります（Q35参照）。

緑内障の治療とケア

Q58 かぜ薬の服用

かぜ薬を服用しようとしたら緑内障の人は注意と書いてありましたが，大丈夫ですか。また，なぜですか。

A 服用してもほとんど問題ありません

　現在わが国で用いられている市販薬や医療用薬で，使用上の注意として緑内障の人に対して禁忌（使用してはいけない），慎重投与（慎重に注意して投与する）と添付文書に記載されている薬は非常に多くあります。これらの薬の中には散瞳作用をもつ抗ヒスタミン薬が配合されているかぜ薬も含まれています。しかしながら，これらの薬は眼科で治療を受けている緑内障の人が使用してもほとんど問題ないと考えられます。なお，ご心配な方はこのような薬を使用する場合は，かかり付けの眼科の先生に相談されたらよいでしょう。

●緑内障のタイプや解剖学的素因によって影響が異なる

　緑内障には種々の病型があり，原発緑内障は眼圧上昇機序により，閉塞隅角緑内障と開放隅角緑内障の2つに大別されます。

　閉塞隅角緑内障は，瞳孔ブロックと虹彩根部で隅角が閉塞されて房水の流出が障害されるため，眼圧が上昇するものです。狭隅角，浅前房という解剖学的素因がもとにあり，それに散瞳を生ずるような条件（精神的ストレスを受けたり，長時間暗い所で仕事をしたり，散瞳作用をもつ薬の投与を受けることなど）が加わると，隅角が閉塞されて眼圧が急激に上昇し，急性発作が誘発されます。

　一方，開放隅角緑内障の発生機序は閉塞隅角緑内障とは異なり，隅角の閉塞はなく，房水流出路の通過障害により眼圧が上昇してくるものです。したがって，散瞳による悪影響は閉塞隅角緑内障の場合と違ってほとんどなく，眼圧上昇は生じないのです。このような点が混同されて，散瞳作用を少しで

もつ薬のほとんどのものが，緑内障に禁忌または慎重投与とされているのです。

　ここで注意すべきことは，緑内障でない人でも狭隅角や浅前房などの素因をもつ人の場合，このような薬の使用で急性緑内障発作を誘発する危険があるということです（Q50参照）。

　しかし，すでに治療を受けていて眼圧コントロール良好な緑内障の人の場合は，このような薬を使用してもほとんど悪影響はないと考えられます。

緑内障の治療とケア

Q 59

日常生活での注意点

緑内障になってしまったら，日常どんなことに気をつけたらよいのですか。

A なによりも健康的で規則正しい生活を

　緑内障は完治する病気ではありませんが，治療で十分にコントロールできます。いたずらに心配してストレスをためたりせず，医師の指示通りにきちんと薬を使用し，健康的で規則正しい生活をしていれば，日常生活においてとくに注意すべきことはほとんどありません。強いてあげれば，以下のような点に注意してください。

◯ 日常生活での注意点

① 生活リズム
　　規則正しい生活を心がけましょう。十分な睡眠・休養をとり，疲労を蓄積しないようにしましょう。

② 食事
　　とくに制限はありません。身体の健康のためにも栄養のバランのとれた食事を心がけましょう。

③ テレビ・読書など
　　目を使うことは問題ありませんが，極度に疲れない程度に自制しましょう。読書は手元が暗くならないように明るい照明のもとで正しい姿勢で行ない，うつむき姿勢にならないようにすること。うつむき姿勢は眼圧上昇を引き起こすことがあります。

④ 飲酒・喫煙
　　適度の飲酒は心配ありませんが，過度の飲酒は緑内障に悪影響を及ぼす可能性があります。喫煙は眼圧を上昇させ，また，循環系にも悪影響を及ぼし，健康にもよくないので止めましょう。

⑤ 運動・旅行

　　運動は眼圧を少し下降させ，また，心身の活性化にもよいので，適度な運動を心がけること。旅行は治療のための点眼や内服を忘れなければとくに問題ありません。

⑥ コーヒー・茶など

　　コーヒー，紅茶，緑茶などに含まれるカフェインが眼圧を上昇するとされていましたが，通常の摂取量ではほとんど問題ありませんので，制限する必要はありません。ただ，一度に多量の水分（1リットル）を摂取すると眼圧を上昇させることがありますので，避けること。

⑦ ストレス

　　不安や心配，悩みなどのストレスをため込むことは緑内障だけでなく心身にもよくありません。非常に難しいのですが，ため込まないようにしましょう。

5 失明が怖い目の病気

糖尿病に起因する目の病気

Q60 障害の種類

糖尿病はさまざまな目の障害を引き起こすと聞いています。それはどんな病気ですか。

A 発症する頻度が高いのは白内障と網膜症

　糖尿病は全身のあらゆる部位に障害を引き起こす怖い病気ですが，目においてもさまざまな病気の原因になります。主なものだけでも，糖尿病角膜症，糖尿病虹彩炎，糖尿病白内障，糖尿病視神経症，糖尿病眼筋麻痺，糖尿病網膜症など6種類があげられます。このうち白内障と網膜症が発症する頻度も高く，直接視力に影響するという意味で，最も重要な病気であることはいうまでもありません。糖尿病のある人に起こった病気は，それがあまり糖尿病と直接関係ないような病気であっても，やはり原因のひとつとしていつも念頭におくべきなのです。

◯ 糖尿病を起因とする主な目の病気

① 「糖尿病角膜症」は眼科医の悩みの種

　糖尿病の患者さんでは，角膜の知覚神経（三叉神経）の感度が鈍くなり，そこに涙液の分泌異常が加わって，角膜の表面である上皮に細かい傷ができたり（点状表層角膜炎），何度もびらんをくり返したり（再発性角膜上皮びらん），上皮がめくれたまま元通りになりにくくなったり（遷延性角膜上皮欠損）します。これらはとくに硝子体手術や白内障手術などの内眼手術（眼の内部に手術操作を加える）の手術後に発症することが多く，眼科医の悩みの種でもあります。

② 「糖尿病虹彩炎」は比較的若年層に，片目だけに発症することが多い

　虹彩は瞳孔を形成するいわゆる茶目に相当する部分ですが，ここに炎症が起こることを虹彩炎と呼びます。虹彩炎の原因にはサルコイドーシスやベーチェット病，慢性関節リウマチなどの全身病があげられますが，

糖尿病はいずれの報告を見ても5位から10位以内には必ず入っています。糖尿病虹彩炎は比較的若年層に多く，また片目だけに発症することが多いのが特徴です。症状は視力障害，眼痛，結膜充血など，一般的な虹彩炎と同じです。かなり急激に起こりますが，早めに適切な治療を行なえば後遺症を残さずに治癒します。血糖コントロールが不良な患者さんに多いのですが，逆に虹彩炎発症を契機にはじめて糖尿病と診断されるケースもあります。

③「糖尿病白内障」は加齢性白内障と区別しにくい

日本では欧米と異なり若年型糖尿病の比率が低いので，若年時に発症する本来の糖尿病白内障患者はまれです。したがって，中高年の糖尿病患者さんに白内障が生じた場合，ほとんど糖尿病白内障なのか加齢性白内障であるのかを厳密に区別することは不可能です。しかし，大規模な住民調査により，55歳未満では白内障発症頻度が非糖尿病者と比べて統計的に明らかに高いことがわかりました。成因としては，過剰に産生された糖アルコールが水晶体内に蓄積するという説が有力です。

治療として，糖アルコール産生をおさえる薬物治療の研究が行なわれていますが，現在のところは加齢性白内障と同様に手術治療が主体です。通常の白内障手術より手術中や術後の合併症に悩まされることが多いので，血糖コントロールを含めた十分な術前計画と，綿密な術後管理が必要です。

④「糖尿病視神経症」は急激な視力障害と下半盲を起こすこともある

眼球に栄養を送る血管の一つである後毛様動脈が閉塞し，急激な視力障害と下半盲（視野の下半分が見えなくなる）を起こす前部虚血性視神経症という病気があります。糖尿病や高血圧を伴う高齢者に多く，視神経乳頭の解剖学的異常も関与するとされています。一方，若年者に多く，一時的な軽度の視力障害のみで予後が良好な，糖尿病乳頭症という別の病気もあります。

⑤「糖尿病眼筋麻痺」は中高年者に多い

中高年者に多く，突然に複視（ものが2つに見える）や眼瞼下垂（上まぶたが下がる），眼窩部痛（眼球の奥の痛み）を起こします。眼球の動きを司っている脳神経の動眼神経や外転神経の麻痺が原因です。糖尿

病にかかってからの期間や，血糖コントロールの良し悪しとの関連は少なく，逆にこの病気から糖尿病が発見されるケースが多くみられます。予後は良好で，3〜6カ月以内に90％の患者さんが回復します。

⑥「糖尿病網膜症」

　日本人の失明原因のトップがこの病気です。次のQ61で詳しく説明しますので省略します。

糖尿病に起因する目の病気

Q61

糖尿病網膜症

日本人の失明原因のトップという糖尿病網膜症は，どんな症状の病気ですか。

A 50～60代の働き盛りの割合が高い

　日本の糖尿病人口は700万人に達したといわれています。網膜症の発症頻度は糖尿病患者全体の約3分の1で，光凝固治療や硝子体手術の対象となる増殖網膜症はさらにその約2割ですから，およそ50万人が視力障害の危機に瀕していることになります。その膨大な患者数により，糖尿病網膜症は1991年の厚生省調査以降，成人失明原因疾患の第1位で，年間約3000人の方が失明しています。また，糖尿病による失明患者の中には50歳代から60歳代の「働き盛り」の占める割合が高く，経済的損失としても深刻な問題と言えます。

●糖尿病網膜症の病期分類と症状

　糖尿病網膜症の病期分類（用語解説　P133）にはいろいろありますが，ここでは最も簡便な分類（単純網膜症，増殖前網膜症，増殖網膜症の3期）を用います。患者数の割合では，単純網膜症が約8割，増殖前網膜症と増殖網膜症が各々1割ずつとされています。一般には糖尿病罹病期間10年で約半数に，20年で75％程度に網膜症が発症し，増殖網膜症は10年で約10％，20年で25％程度に発症すると推定されています。

　網膜症の初期の発病メカニズムについては，Q62の「網膜症の症状が悪化していくプロセス」を参照してください。この項では症状を中心に説明します。

① 単純網膜症

　単純網膜症では他覚症状として，毛細血管瘤（毛細血管がつまってできるこぶ）が最初の所見です。血管瘤は徐々に増加し，その周囲に小さ

い点状の，あるいはやや大きい斑状の網膜出血を認めるようになります。さらに進行すると，硬性白斑（つまった血管から漏れ出た脂肪やタンパク質の沈着）や網膜浮腫（血管から漿液成分があふれ出て網膜が水ぶくれになる）を認めます。この時期では黄斑部（網膜の中心部）に浮腫がない限り自覚症状を感じることはありません。

② 増殖前網膜症

この時期には血管障害がさらに進行し，網膜が酸素欠乏状態となって綿花様白斑（神経線維の白濁）を認めます。さらに網膜の広い範囲に血管閉塞が進行すれば，網膜全体が栄養不良状態となり，網膜浮腫が増強し，静脈に口径不同や形状変化（ソーセージ様や数珠状に変形する）を認めるようになります。これらの変化は蛍光眼底造影を行なうことではじめて正確に診断できます。しかし，このように網膜の状態が悪化しても，視力に影響する黄斑部には出血や浮腫がおよんでいない場合が多く，自覚症状はほとんど現れません。

③ 増殖網膜症

網膜の酸素欠乏，栄養不良状態が長く続くと，まだ解明されていない血管新生因子と呼ばれる情報伝達物質（サイトカイン）が放出されて，網膜面上や視神経乳頭に新生血管が出現します。新生血管はもろく破れやすいので，硝子体出血（網膜の表面から硝子体に向かう出血）を引き起こし，やがては新生血管周囲に増殖膜（網膜表面と硝子体後面との間に形成される線維血管膜）ができます。この増殖膜の収縮や硝子体の牽引によって，網膜剥離（Q65参照）が起こります。

一方，血管新生因子は虹彩にも新生血管を発症させて，血管新生緑内障という非常に難治な緑内障を引き起こすことがあります。この時期になればほとんどの患者さんが急激な視力障害を自覚するのですが，それからあわてて眼科を受診しても，治療は後手にまわるので良い結果を望むことはできません。糖尿病と診断されたら，目には何の自覚症状を持たなくても，必ず眼科で眼底検査を受けるよう強くお勧めします。

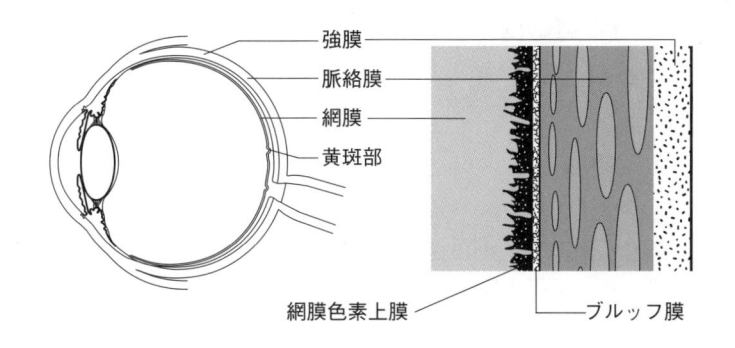

図36 眼球の断面図と眼球壁の構造

強膜
脈絡膜
網膜
黄斑部
網膜色素上膜
ブルッフ膜

○ どの病期にも起こりえる「糖尿病黄斑症」

黄斑部に浮腫や虚血（黄斑部周囲の毛細血管がつまって栄養不良状態になること）が起こると，視力障害や中心暗点（視野の中央部が見えにくくなる）を自覚するようになります。この病態を黄斑症と呼び，上記の分類とは関係なくどの病期にも起こりえますが，やはり単純網膜症の中〜後期から増殖前網膜症の時期に発症することが多いようです。発病した初期から主に読書視力が障害されるため，仕事に直接影響することが問題です。長期間この状態が続けば，黄斑部に硬性白斑が沈着して高度の視力障害を起こします。

《用語解説》
- 糖尿病網膜症の病期分類　古くは Scott 分類が主流でしたが，病期と重症度の関係に不適合があり，最近は使われていません。その後日本では福田分類が提唱され，海外にも通用する程一般的となりましたが，やや複雑であるため本書のような解説書には不向きです。本書では簡便な Davis の分類を用いました。
- 蛍光眼底造影　フルオレセインという染料を前腕の静脈に注射して，それが眼球内を循環する間に，特殊なフィルターをつけた眼底カメラを用いて連続撮影します。これにより眼底の微細な異常を描出することができます。眼底（主として網膜）の病気の診断と治療方針決定には必須の検査です。

糖尿病に起因する目の病気

Q62 網膜症になる要因
糖尿病はなぜ網膜症を引き起こすのですか。

A 慢性的な細小血管障害が原因

　糖尿病が長く続くと全身のいろいろな部位に障害が起こってきます。これらを糖尿病性合併症と呼び，網膜症，腎症，神経症の3つを三大合併症と言います。これらの合併症はすべて糖尿病による慢性的な細小血管障害が原因で起こるので，原因論的には「糖尿病性細小血管症」とひとまとめで呼ばれることもあります。

●高血糖が代謝異常を引き起こす

　糖尿病で血液中の糖分が異常に高い状態（高血糖）が慢性的に持続すると，さまざまな代謝異常が起こります。この時に産み出される代謝異常産物が網膜の血管壁の細胞（内皮細胞と周皮細胞）に障害を起こし，最終的に網膜血管が閉塞してしまいます。血管障害が起こる詳しいメカニズムは，世界中で多くの学者が研究を続けていますが，まだ完全な解明には至っていません。

　また糖尿病では，血小板が絡みあって血栓を形成しやすい（血小板凝集能亢進），できた血栓が溶けにくい（凝固能亢進，線溶能低下），さらには白血球がアメーバ様に変形する力が減る（白血球変形能低下）など，血液の性状変化も血管閉塞を起こしやすくする要因として重要です。

●網膜症の症状が悪化していくプロセス

　初期の網膜症（単純網膜症）では，まず網膜の毛細血管がつまってこぶ（毛細血管瘤）になります。次に，血管壁から血液がしみ出て，点状やシミ状の網膜出血が現れます。さらには，血液中の脂肪やタンパク質などの老廃物が血管の外へ漏れ出て，網膜の中に沈着（硬性白斑）したり，血漿成分が

あふれ出て網膜が水ぶくれの状態（網膜浮腫）になります。

　このような血管障害が進行すると，酸素欠乏状態となり網膜の神経線維が白濁（綿花様白斑）します。さらに網膜の広い範囲に血管閉塞が進行すれば，網膜全体が栄養不良状態（増殖前網膜症）となります。

　網膜の酸素欠乏，栄養不良状態が長く続くと，血管新生因子と呼ばれる情報伝達物質が放出されて，網膜に新しい血管（新生血管）が作られるようになります。新生血管はもろく破れやすいので，網膜の表面から硝子体に向かって大きな出血を引き起こしたり（硝子体出血），新生血管周囲に線維膜を形成し（増殖膜），硝子体を巻き込んで網膜剥離を起こしたりします（増殖網膜症）。

　このように新生血管が中心的な役割を演じる病態（眼内増殖）は，全身でも眼球内だけに見られる変化です。この新生血管が形成されるメカニズムも，世界中で注目され研究が進んでおりますが，まだ解明されるには至っておりません。

図37　網膜出血と硝子体出血

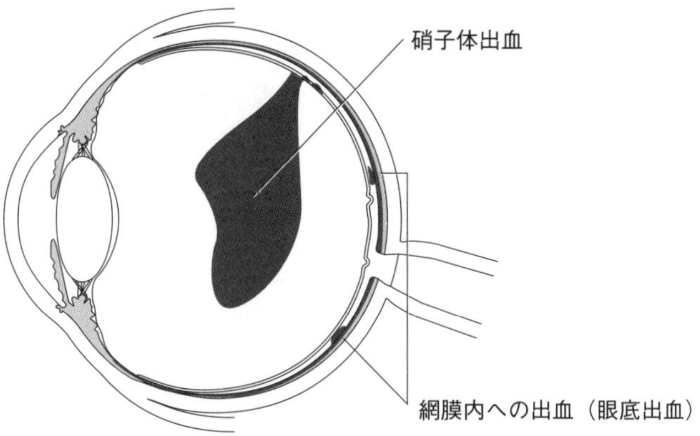

糖尿病網膜症の治療法

Q63 糖尿病網膜症の治療レベル
糖尿病網膜症は，その初期なら完全治癒も可能ですか。

A 完全治癒は不可能でも安定化は可能

　糖尿病が現代医学をもってしても完全に治癒させることはできない慢性疾患である以上，糖尿病の合併症である網膜症も厳密に言えば完治は不可能といえます。それでも病状を沈静化させそのまま安定した状態を維持させることは可能です。もちろん各病期によって治療可能なレベルも違ってきます。

○糖尿病であっても網膜症を起こすとは限らない

　旧厚生省（現・厚生労働省）の統計（1991年）によれば，糖尿病発症後約15年で半数の患者さんに網膜症が発症し，25年では8割にのぼります。しかし，この調査は血糖コントロールの良い人も悪い人もひっくるめての結果です。

　別の調査では，HbA1c（グリコヘモグロビン値：過去2カ月間くらいの血糖コントロールの平均値）の値が6.5％以下であれば網膜症の進展は阻止可能と言われています。6.5％以下というのはかなり厳しい節制が必要な数値ですが，糖尿病であっても一生涯網膜症を起こさないことが可能なわけです。何はさておき，まず眼科で眼底検査を受けて，網膜症の有無を確認しなければなりません。

○単純網膜症から増殖前網膜症への進展率

　ごく初期の単純網膜症であれば，前述したように良好な血糖コントロールを保つことで，一度出現した毛細血管瘤が消失する場合もあります。そこまで望まなくても，黄斑浮腫を併発しなければ視力障害に苦しむことはありません。また，血糖コントロールが多少甘くても，HbA1cが8.0％未満であれ

ば，8.0％以上と比べて増殖前網膜症への進展率が大きく異なると言われています。増殖前網膜症にならなければ，少なくとも生活視力を失う心配はありません。しかしそれでは「完全治癒」からは程遠いレベルと言えるでしょう。

　もう一つの条件は網膜症発症時の年齢です。例えば男性の場合，初発年齢が70歳以上であれば，平均余命は10年ほどですから，あまり厳密な血糖コントロールができていなくても，増殖前網膜症に進展する恐れは少ないでしょう。しかし初発年齢が55歳以下であれば，平均余命は25年以上あり，かなり頑張らなければ増殖前網膜症に進展する可能性が高いと言えます。

●増殖前網膜症の治療レベル

　この時期まで進行していれば，もはや完全な治癒は不可能です。ここからの治療の主眼は，少しでも進行を緩やかにして失明への進行を阻止する点にあります。例えばレーザー光凝固治療をうまく行なうことで，増殖網膜症への進展を阻止できる場合が多いのですが，そのために周辺視野が失われたり，夜盲が生じたりという代償を払わねばなりません。

　最終的に増殖網膜症になってしまっても，硝子体手術を行なうことで，8割以上の患者さんがその後何年間も安定した状態を維持できます。しかし残念ながら，通常の読書視力や運転可能な視力を獲得する割合はわずかに3割程度です。

糖尿病網膜症の治療法

Q64 主な治療法
糖尿病網膜症の治療にはどんな方法がありますか。

A 増殖前網膜症を境にして治療法は大きく変わる

　病期分類の増殖前網膜症を境にして治療法は大きく変わります。単純網膜症の間は血糖のコントロールが唯一の治療法と言えます。症状が進行して増殖前網膜症や増殖網膜症の時期になると，内科での血糖コントロールよりも，眼球内のいろいろな要因がその後の経過を左右する重要なカギになります。この要因に対して直接治療を行なう方法がレーザー光凝固治療と硝子体手術です。

　増殖前網膜症に入れば，蛍光眼底造影（Q69参照）でレーザー光凝固治療の開始時期を決めます。増殖網膜症に入ればさらに徹底したレーザー治療を行なう他，症状に合わせて硝子体手術の適応を決めます。

1）レーザー光凝固治療

○増殖前網膜症であれば進行を止められる

　レーザー光凝固治療の最もよい適応時期は増殖前網膜症です。この時期は網膜の酸素欠乏状態（網膜虚血）が悪化し，血管新生因子と呼ばれる情報伝達物質がうまれる準備段階です。レーザーで血管閉塞部の網膜を凝固破壊すれば，その領域の酸素供給が不要となり，虚血が相対的に代償されます。これにより新生血管の発生が抑制されて，増殖網膜症への進行を食い止めることができます。しかし，増殖前網膜症では視力障害のようなはっきりした自覚症状がないことが多いので，この時期を通り過ぎて増殖網膜症になってしまってからはじめて眼科を受診する患者さんが後を絶ちません。そのため，ちょうどよい時期にレーザー光凝固治療を実施できていないというのが現状

です。

●悪化度によって治療効果は大きく異なる

　増殖網膜症に対する光凝固治療も，網膜虚血の改善を目的とする点では増殖前網膜症と同じですが，治療を開始する時点での網膜症の悪化度によってその効果は大きく異なってきます。初期の増殖網膜症であれば，汎網膜光凝固術（黄斑部を含む中心部網膜を残して，周囲の網膜の全範囲を凝固する方法）を行なうことで一度発生した新生血管が枯れて消失し，網膜症を鎮静化させることも十分可能です。

　進行例では，レーザーの熱エネルギーによって硝子体が収縮し，網膜新生血管を引き破って硝子体出血に至る場合や，黄斑部の網膜浮腫が悪化して読書視力が低下する場合もあります。また大量の凝固によって，周辺視野が失われたり夜盲に近い状態になることもあります。しかし，米国で行なわれた大規模調査でも，光凝固治療が網膜症の進行予防に有効であることは明らかです。また，硝子体手術が行なわれることになった場合にも，光凝固治療の有無は手術の成功率を左右する重要な因子となります。

●外来通院で治療できるが，進行例では大きな負担

　この治療は外来通院で行ない，点眼麻酔のみで1回15分程度で終了します。強いまぶしさと凝固時の若干の痛みはありますが，比較的楽な治療と思われます。しかし，上記のような合併症が起こることもある上に，進行例では1クール終了まで10回近く通院が必要で，経済的にも負担が大きい（3割負担，両眼で10万円以上）などの問題があり，途中で治療を継続できなくなる患者さんも少なくありません。あらかじめ光凝固治療の重要性や合併症の可能性を十分に認識して，最後までしっかり治療を受けるようにしましょう。

2）硝子体手術

●硝子体出血や網膜剥離が進行するときに

　すでに増殖網膜症であっても，まだ初期であればレーザー光凝固治療によって進行を止めることができる場合もあります。しかし，レーザーの熱エネ

ルギーによって硝子体剥離が急激に進行し，新生血管が切れて大出血（硝子体出血）を起こすという逆効果に終わることもあります。硝子体出血が何カ月経ってもひかない時や，網膜剥離が進行する時には硝子体手術が必要になります。

　この手術は，何種類もの細い管状の器具（直径1ミリ未満）を眼球内部に挿入し，眼内のさまざまな病変を治療する手術方法です。重症の増殖網膜症になれば，増殖膜を介した網膜と硝子体との癒着が病変の主役です。癒着部での硝子体の牽引により，硝子体出血や網膜剥離が引き起こされます。そして硝子体出血が何カ月も長引く時や，網膜剥離が黄斑部に影響する時には，硝子体手術が必要となります。

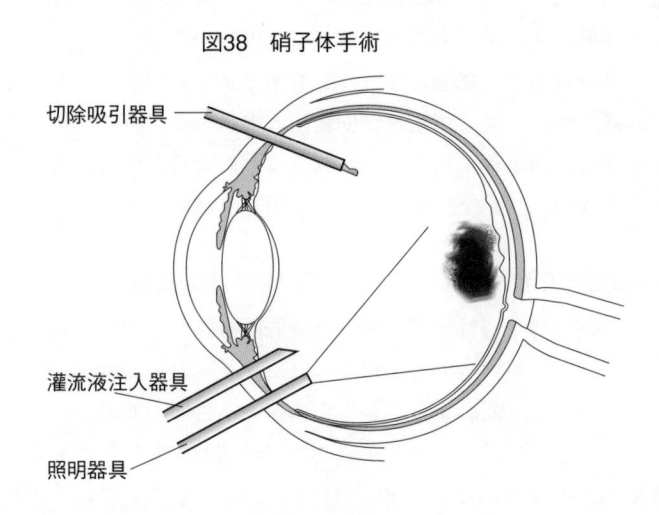

図38　硝子体手術

切除吸引器具
灌流液注入器具
照明器具

●安全な手術とはいえ，その効果には限界

　糖尿病網膜症に対する硝子体手術は，まず硝子体カッターで硝子体出血を切除しながら吸引し，かわりに人口房水という液体を注入します。つづいて眼内剪刀（ハサミ）による増殖膜の除去，新生血管や出血源への電気凝固，眼内を空気に置き換えることによる網膜剥離の治療，そして眼内光凝固治療による網膜虚血の改善といった多種多様な手術操作を駆使して，網膜症を鎮静化させることを目的とします。

この手術法は米国で臨床応用が開始されてから約30年になりますが，近年では手術器械や術式の改良により非常に安全な手術になりました。しかし，一部には何度も硝子体出血を繰り返したり，増殖膜が再発するケースもあります。また，たとえ網膜症を鎮静化させても，網膜が広い範囲で荒廃していたり，視神経が萎縮してしまうことによって，生活に最低限必要な視力（0.1以上）を獲得できない場合もあります。このように，まだまだ手術の効果には限界がありますから，この手術が必要な状態にならないよう予防することが望ましいと言えます。

● 最も危険なことは「治療の中断」

　これは治療法ではありませんが，治療の中断は網膜症を悪化させる要因として重要です。患者の年齢層が働き盛りであるため，多忙にかこつけてつい治療から遠ざかりがちとなり，その間に網膜症が急速に悪化するというケースがよく見られます。日頃から網膜症の治療についてよく勉強し，定期受診を怠らないことがいかに重要であるかを認識しておかなければなりません。

● 血糖コントロールの重要性

　網膜症の悪化には，過去6カ月間以上の血糖コントロール状態が最も重要な影響因子とされています。したがってその指標としては，毎日の血糖値よりも，過去2～3カ月のコントロール状態の平均を示すといわれているグリコヘモグロビン値（HbA1c：正常値は3～5％）の方が重要です。

　大規模な住民調査によれば，網膜症の発症を予防する，あるいは進展を阻止するためには，HbA1cを6.5％以下にする必要があると報告されています。

　Q63で説明しましたが，網膜症発病のメカニズムが明らかになっていくに従って，初期の段階で発病を予防する新薬が発明される可能性もあります。しかし，網膜症の治療法としての血糖コントロールの重要性は変わることはありません。

網膜剥離の症状と治療法

Q 65

要因・症状・治療法

失明が怖い網膜剥離はどんな病気ですか。手術すれば視力は回復するのですか。

A 網膜が後の膜から剥がれる病気

網膜剥離(もうまくはくり)は眼球内でカメラのフィルムに相当する網膜が後ろの色素上皮層を残して，眼球壁から剥がれる病気です。剥離した網膜に対応する部分の視野欠損を生じ，黄斑部が剥離すると視力が低下し，放置すると失明に至ります。

眼球内部の水晶体の後，網膜の前には硝子体と呼ばれる生卵の白身に似たゲル状の組織があります。硝子体は近視性変化や加齢性変化によって変性し，硝子体ゲルと水（液化硝子体）に分離してきます。このときに水分が抜けることでゲルが収縮し，網膜と硝子体が強くくっついている所があれば，網膜も一緒に引っ張られ，網膜に裂け目（網膜裂孔(もうまくれっこう)）が形成されます。さらに網膜が硝子体とともに引っ張られると，網膜裂孔から液化硝子体が網膜とその外側の眼球壁（網膜色素上皮層）の間に入り込み，網膜剥離となります。

図39　網膜剥離

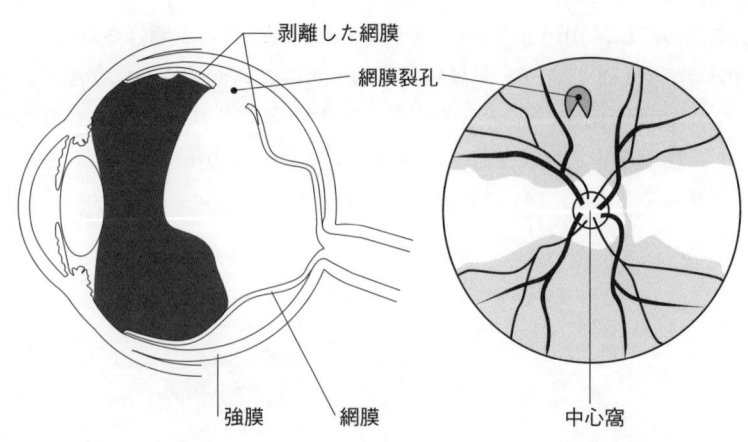

剥離した網膜
網膜裂孔
強膜
網膜
中心窩

◯網膜剥離の発症頻度

網膜剥離の頻度は5000〜1万人に1人の割合で発症するといわれています。20歳代では近視に伴うもの，50歳代では硝子体の変性によるものが多いといわれています。若年者の網膜剥離は進行が緩やかですが，高齢者のものは進行が急激な場合が多く，1日でほとんど見えなくなることもあります。

◯網膜剥離は手術が唯一の治療法

網膜の一部に剥離が生じると，剥離が眼球全体に広がりやすく，放置すると多くの場合失明に至ります。網膜の外側3分の2層の組織は栄養を脈絡膜から受けており，剥離した網膜が栄養不足に陥って変性・壊死するため，光を感じにくくなります。したがって，できるだけ早期の治療が必要ですが，この病気は薬などでは治らず，手術が唯一の治療方法です。

手術治療の目的は裂孔の閉鎖と硝子体牽引の除去の2つです。

裂孔の閉鎖は，眼球の外側（強膜）から裂孔周囲に冷凍凝固装置のクライオプローブというチップの先を当てて凍らす術式（網膜冷凍凝固術）や，眼球内からレーザー光線を当てる術式（網膜レーザー光凝固術）があります。これは網膜と網膜色素上皮，脈絡膜に炎症を起こし，両者の癒着を促進する手術法です。

硝子体牽引除去方法には大きく分けて2つあり，一つは眼球の外からパッチのようなものをあてて眼球を変形させることで硝子体の牽引をとる強膜内陥術，もう一つは眼球の中へ特殊な器具を挿入して硝子体を切除し，網膜への牽引をとる硝子体手術です。

◯治癒率は95％以上

網膜剥離の治癒率は複数回の手術も含めると95％以上と良好ですが，手術するのが遅れたり，剥離が網膜の最も敏感な所である黄斑部にかかっている場合には，網膜剥離が治っても視力は元通りには回復しないことがあります。また，ものが小さく見える小視症やゆがんで見える変視症などが後遺症として残ることがあります。

手術後は網膜の接着が得られるまで約1週間の安静が必要です。手術で網膜裂孔の閉鎖が十分に得られなかった場合や硝子体手術の場合には，眼球内

に気体を注入して，裂孔を眼球の内側から閉鎖させることがあります。この場合には術後うつぶせ姿勢の保持が必要となります。

図40　網膜剥離の手術法

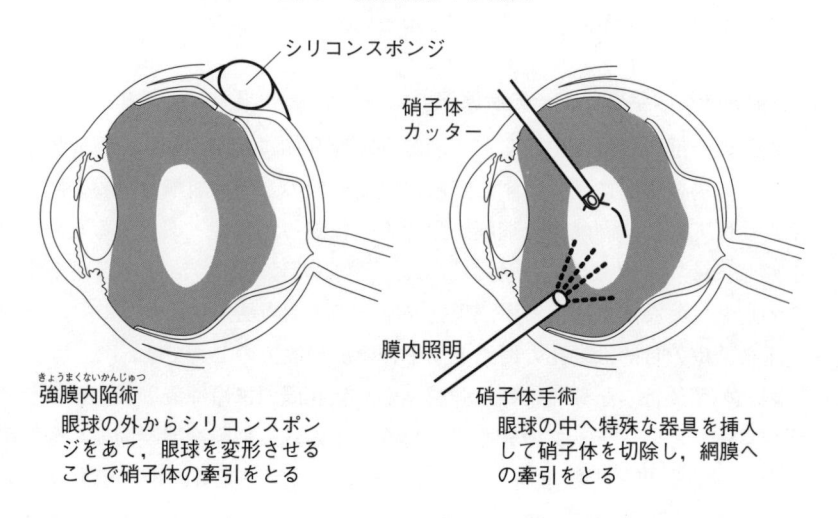

強膜内陥術
眼球の外からシリコンスポンジをあて，眼球を変形させることで硝子体の牽引をとる

硝子体手術
眼球の中へ特殊な器具を挿入して硝子体を切除し，網膜への牽引をとる

網膜剥離の症状と治療法

Q66

飛蚊症と網膜剥離

眼球の動きにつれてフワフワと動く虫やゴミのようなものが見えます。これは網膜剥離の前兆なのですか。

A 硝子体が混濁して起こる症状

　そのような症状を飛蚊症といいます。これは眼球の内容物である硝子体になんらかの混濁が発生し，その陰が網膜に投影されることで起こります。飛蚊症には生理的飛蚊症と病的飛蚊症があり，後者の場合，網膜剥離の前兆としてあらわれる症状の可能性もあります。

●生理的飛蚊症は，とくに治療を必要としない加齢現象

　硝子体は生卵の白身に似た透明な組織で，無数の無色透明な線維からできています。この線維は若い頃は張りがあり非常に透明度が高いのですが，年齢ととも張りが無くなり，透明度も落ちてきます。生理的飛蚊症とは，この硝子体線維が老化にともなって少しずつ変性して混濁ができ，また硝子体も水っぽくなる（液化）ために起こるものです。混濁した線維が網膜に影をおとし，眼球を動かすとちょうど目の前に蚊が飛んでるように見えるため飛蚊症と呼んでいます。

　また，硝子体は眼底の網膜に隙間が無くくっついていますが，年をとるにつれて硝子体ゲルと水（液化硝子体）に分離してきます。このときに水分が抜けることで硝子体ゲルが収縮して，眼底網膜から硝子体が剥がれます。この現象を後部硝子体剥離といいます。とく視神経乳頭部にくっついている硝子体線維は厚く，この部位が剥がれると，輪状の濁りとなり，眼底にドーナッツ状の影を落とします。やがてこの輪状の濁りは徐々に形がくずれ，点状や線状など色々な形となっていきますが，完全に消失することはあまりありません。これら生理的飛蚊症は中年以降の年齢になると多くの方が自覚するようになりますが，白髪が増えるのと同じように加齢による現象ですから，

とくに治療を必要としないものです。

○ 病的飛蚊症は，さまざまな目の病気で発症

　病的飛蚊症はさまざまな目の病気で起こってくるものです。放置しておくと，その原因となっている病気が進行して手遅れになることがあるので，注意が必要です。その代表例が，網膜剥離の前駆症状として起こってくるものです。このタイプの飛蚊症は通常，片方の目に急に起こることが多く，飛蚊症の出現前に，明かりがないのに光が見えるという光視症を伴っていることが多くあります（Q68参照）。

　変性した硝子体が縮むときに網膜を引っ張って網膜に穴があく（網膜裂孔）ことがありますが，このとき網膜下の色素上皮細胞が硝子体中に流出して飛蚊症を生じることがあります。また，網膜裂孔ができなくても，硝子体の牽引により網膜表層の血管が破れて硝子体に出血を生じると，これも飛蚊症を起こします。

　糖尿病網膜症や外傷などで硝子体出血が生じた場合にも自覚します。また，ぶどう膜炎などの炎症疾患や，非常にまれですが，癌などの転移でも硝子体に混濁が生じると，飛蚊症を起こします。いずれにしても，飛蚊症が急に出現したときや，症状が増悪した場合には，早急に眼底検査を受けられることをお勧めします。

図41　生理的飛蚊症と後部硝子体剥離

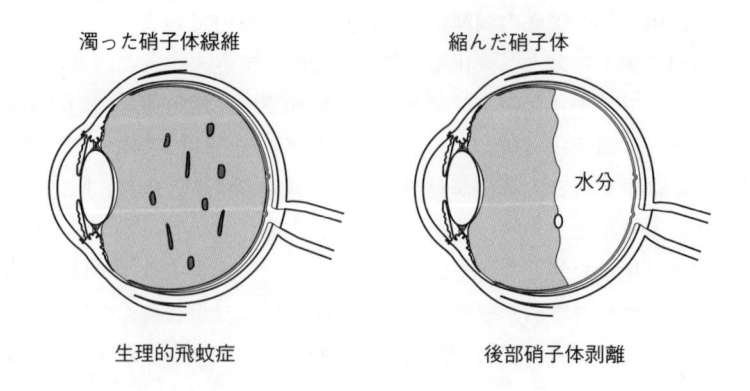

網膜剥離の症状と治療法

Q67

網膜剥離の早期発見

網膜剥離を早期発見するためには，どんな症状に注意したらよいのですか。

A 網膜剥離患者の約60％が前駆症状を自覚

　網膜剥離が発症する前に起こる前駆症状は，網膜剥離患者の約60％が自覚していると言われています。その前駆症状は光視症と飛蚊症ですので，網膜剥離の早期発見にはこの症状に注意して，早期に眼科を受診することが大切です。

◯視野欠損は網膜剥離の症状

　光視症は暗いところで眼を動かしたときに，稲光のようなものがピカッと見えるもので，変性した硝子体が網膜を引っ張って刺激し，網膜にある視細胞がその刺激を光として脳に伝達したために起こるものです。ほとんどの場合には時間の経過とともに自然に網膜と硝子体の癒着がはずれて，症状は改善していきますが，網膜を引っ張る力が強いときや網膜と硝子体の癒着が強い場合には，網膜に裂孔が形成され網膜剥離が起こることがあります。

　光視症や飛蚊症に加えて，見ているものの一部が見えないという視野欠損を自覚するようになれば，網膜剥離を発症していると考えられます。視野欠損は両眼で見ているときはあまり自覚しないので，片眼を手で隠して片眼ずつチェックすることが大切です（視野についてはQ48参照）。

◯強度近視の人は網膜剥離になる確率が高い？

　近視というのは眼球が長くなった状態です。そのため，眼球に入ってきた光は網膜よりも前方に焦点を結んでしまい，網膜面上ではピントがずれています。そのため近視ではピント調整のため凹レンズ（眼鏡やコンタクトレンズ）を使用しますが，そのレンズの度数がマイナス8D以上の場合を強度近

視といいます。

　眼球を構成する細胞は人間によってそんなに変わるものではありませんから，強度近視眼の人は，眼球が長くなった分だけ網膜は薄くなって眼球の内側を覆うことになります。また，眼球の内容物である硝子体も大きくなった眼球を満たさないといけないために，正視眼にくらべて硝子体の液化変性が早く起こってしまい，収縮した硝子体ゲルによる網膜の牽引が早期より強い力で作用することになります。このため強度近視眼は網膜剥離が発症しやすい状態になるわけです。

　もちろん強度近視眼といってもすべての目が網膜剥離になるわけではありませんが，強度近視眼のうち網膜剥離になる確率は0.7～6％とされており，正視眼（近視も遠視も無い状態）における網膜剥離有病率が0.06％と言われていますので，強度近視に網膜剥離が発症する確率が高いことは明らかです。なお，黄斑円孔網膜剥離という網膜の中心部である黄斑部に孔ができて，網膜剥離を発症するタイプの網膜剥離がありますが，このタイプはほとんど強度近視眼の人に発症します。

黄斑変性の症状と治療法

Q68 黄斑変性の原因とタイプ
欧米では失明原因のトップで，日本でも増えているという黄斑変性とは，どんな病気ですか。

A 視力に最も重要な黄斑部の障害

　眼に入った外界からの光は網膜という組織で感じ取られ，その情報は視神経を介して脳に伝えられます。その網膜の中心部でものを見るための重要な視細胞が集中している部分を黄斑部と呼びますが，この黄斑部が障害され，視力が低下する病気が黄斑変性です。加齢に伴った変化により中高年者に起こってくるものを加齢黄斑変性と呼びますが，その病態によって滲出型と萎縮型の2つに分けられます。

◉加齢黄斑変性の2つのタイプ

① 滲出型

　黄斑部の網膜色素上皮，ブルフ膜，脈絡膜などの異常な加齢変化により，脈絡膜に新生血管を発症するタイプです。この新生血管から血液の成分が漏れだして網膜下に溜まったり，血管が破れて出血をきたしたりして，視力が極端に低下します。自然によくなることはほとんどなく，視力も0.1以下になることが多いです。自覚症状としては視力低下のほか，中心付近のものがゆがんで見える（変視症），中心部が暗く感じる（中心暗点），色が識別しにくい，もう一方の眼と色が違って見える，などの色覚異常等が挙げられます。なお，片目のみに起こった場合には病状が相当進行していても視力障害に気づかないこともあります。

② 萎縮型

　網膜の最外層である網膜色素上皮が萎縮してくるタイプです。このタイプの特徴は比較的その進行がゆるやかで，視力障害の程度も滲出型よりも軽い場合が多いことです。

図42　滲出型（円板状）黄斑変性

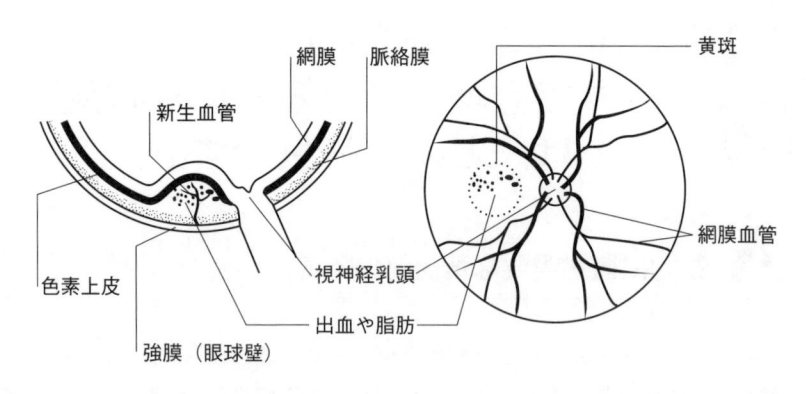

ラベル: 網膜、脈絡膜、新生血管、色素上皮、強膜（眼球壁）、出血や脂肪、視神経乳頭、黄斑、網膜血管

● 加齢黄斑変性の発症には人種差がある

　Q21で述べているように，米国では65歳以上の中途失明原因の第1位がこの病気で1300万人以上がかかっていると言われ，今後さらに増加していくことが予測されています。欧米の調査では年齢が高くなれば発症頻度は明らかに高くなり，マサチューセッツ州の調査では52〜64歳で1.6％，75〜85歳では27.9％に発症としたという報告があります。

　また，加齢黄斑変性はその発症に人種差があることが知られており，白色人種は有色人種に比べてこの病気をおこしやすく，症状も重いことが多いとされます。その理由のひとつとして網膜色素上皮細胞に含まれるメラニン顆粒の違いが考えられています。メラニンは光を吸収し，活性酸素の発生を抑える働きがあります。白色人種ではそのメラニン顆粒が少なく，その性質も有色人種のものより紫外線や可視光線の吸収効果が弱く，活性酸素が発生しやすいと考えられています。さらに老化とともにメラニンは減少してゆきますので，白色人種の高齢者に発症しやすいと推定されるわけです。

● さまざまな要因がからんだ黄斑変性

　加齢黄斑変性はもともと欧米人に多く，日本人には比較的少ない疾患でしたが，近年増加傾向にあります。眼科を受診した滲出型加齢黄斑変性の患者

数は，1987年で年間7500人，1993年で1万4400人と推定され，同年の全国調査では，男女比は2.4対1で男性に多く，両眼発症例は37.5%でした。増加要因として高齢化や生活様式の欧米化などが考えられています。

　加齢黄斑変性は，高齢者の視力障害の主原因となってきていますが，患者の血縁関係の一親等に高率に発症したという報告があり，遺伝子異常の関与も推定されています。また，日光暴露によって産生する活性酸素も原因のひとつとして考えられています。酸素は私たちの体の中でさまざまな働きをする必須の物質ですが，この一部が変化したものが細胞や組織を障害する活性酸素です。活性酸素は体内で産生されるのですが，紫外線や喫煙，ストレスなどの外的要因によって過剰に発生することがあり問題になります。この過剰な活性酸素が網膜（とくに網膜色素上皮細胞）を障害して脈絡膜の新生血管の形成を促すと考えられています。

　その他の原因として高血圧，高脂血症，明色虹彩，白内障，喫煙，血清亜鉛（活性酸素を消化する抗酸化酵素に関係する金属イオン）の低下などが挙げられています。

◆コラム◆　加齢黄斑変性の予防のために

　日光暴露による活性酸素の発生を抑えるためには紫外線予防が大切です。また，20年の禁煙で危険度が低下するという報告があり，禁煙も大切です。

　活性酸素を抑える抗酸化物質としては，ビタミンCやE，βカロチン，亜鉛やセレンなどのミネラルが挙げられています。最近米国での加齢黄斑変性の患者に対する大規模な調査で，これらのビタミンやミネラルを継続して摂取していた人は，取っていなかった人に比べて進行する率が有意に低かったという報告がありました。したがって予防のひとつとして，これらのものを含む食事をバランスよくとることも大切といえます。なお，黄斑変性予防に有用と考えられている抗酸化ビタミンやミネラルなどを含んだサプリメントが市販されています。

黄斑変性の症状と治療法

Q69 検査と治療法
黄斑変性の検査と治療法を教えてください。

A 残念ながら確実な治療法はない

　黄斑変性の診断には眼底検査（網膜色素上皮剥離，滲出性網膜剥離，網膜下出血などの所見）に加え，フルオレセイン蛍光眼底造影（FA：Fluorescein angiography）及びインドシアニングリーン蛍光眼底造影（IA：Indocyanine green angiography）が施行されます。

　残念ながら黄斑変性の治療については，まだ確実な方法はありませんが，現在行なわれている治療法について紹介します。

○黄斑変性の精密検査法

　眼底造影検査は蛍光色素（FAではフルオレセインナトリウム，IAではインドシアニングリーン）を肘静脈に注射しながら，蛍光撮影用のフィルター付きの眼底カメラで撮影する検査です。FAは網膜循環の観察に優れ，新生血管の位置と形態を確認するために最も基本的な検査です。IAは脈絡膜循環の観察に優れ，FAでは検出困難な症例や新生血管膜の栄養血管を検出するのに有用です。最近では光干渉断層計（OCT：Optical coherence tomography）による網膜の断層像を得る検査もその診断の助けとなっています。

○黄斑変性の治療法

　黄斑変性の「萎縮型」には，目の血液循環をよくする薬や視細胞の機能を助ける薬などが使用されていますが，現在のところよい治療法はありません。

　「滲出型」に対しては，主な治療法として次の5種類が現在行なわれて

います。
① 光凝固療法

　脈絡膜新生血管を直接レーザーで凝固する方法です。この治療法は，網膜そのものも同時に障害するため，新生血管が黄斑の中央に位置すると施行できません。

② 硝子体手術

　脈絡膜新生血管を直接抜去する方法と，網膜剥離を意図的に作成して網膜を移動する手術（黄斑移動術）があります。

③ 薬物療法

　いくつかの薬物について米国での試験が行なわれていますが，まだ結果は出ていません。

④ 光線力学療法

　脈絡膜新生血管に集積する光感受性物質を静脈注射し，弱めのレーザー光線を照射することで新生血管を退縮させる治療方法です。日本で行なわれた臨床治験（2000年5月〜2001年12月）では，ほぼ良好な成績が得られたと報告されており，その効果が期待されています。

⑤ 経瞳孔的温熱療法

　弱い出力の半導体レーザーを長時間照射することで組織の温度を43度程度に上昇させ，脈絡膜新生血管の退縮を目指す治療方法です。2002年より本邦でも臨床治験が開始されています。

◆コラム◆　一種の心身病といわれる「中心性網脈絡膜症」

　黄斑部の病気として、中心性網脈絡膜症(ちゅうしんせいもうみゃくらくまくしょう)と呼ばれるものがあります。これは網膜の中心である黄斑部がはれて（限局性漿液性網膜剥離），視力が低下する病気ですが，黄斑変性とは異なり，ほとんど視力障害を残しません。

　この病態は，黄斑部付近で網膜の最外層を形成する色素上皮層の一部に小さい裂け目が生じ，脈絡膜から水分がもれて網膜下に溜まっている状態です。同じ黄斑部の病気でも，黄斑変性とは異なり，壮年期（30代から40代）の働きざかりの男性によく見られる病気で，日本人に多く，欧米人には少ないと言われています。自覚症状は視野の中央部が暗く，ぼけて見えたり，ものがゆがんで見えたり，小さく見えたりすることです。一般的に視力低下の程度は軽く，ひどい場合でも0.5程度までで，両目に同時に発症することはほとんどありません。

　発症の原因は未だによくわかっていませんが，心身のストレスによる血管の収縮が原因と考えられています。一般的に数カ月～半年程度で自然に治る病気ですが，なかなか治りにくい遷延例や再発する例があります。

眼底出血の症状と治療法

Q70

眼底出血の原因

高血圧や動脈硬化の人は「眼底出血」しやすいと聞きましたが，これはどんな病気ですか。

A 眼底出血の80％は高血圧や糖尿病などの生活習慣病

　高血圧や動脈硬化になると全身の動脈血管の管腔（かんくう）が細くなりますが，網膜の動脈でも同様のことが起こり，血液の循環が悪くなります。そのため一部の毛細血管の栄養障害を起こし，血管の壁がもろくなって血液が漏れ出てきます。これが中高年に多い眼底出血です（Q62の図37を参照）。

　網膜剥離やぶどう膜炎などの目の病気によっても起こりますが，最も多いのは高血圧や糖尿病などの生活習慣病で，眼底出血の80％を占めていると言われています。眼底出血が生じても少量であったり，ものを見る中心部（黄斑部）から離れていると自覚症状はまったくありません。黄斑部に出血が及ぶとはじめて視力低下をきたします。出血が黄斑部から離れている場合や出血を繰り返さなければ，ほとんどの場合視力障害を残すことはありません。

●眼底検査で脳や全身の血管状態を推測できる

　眼底は，眼球後壁の網膜がある部分ですが，眼底出血とはほとんどの場合，網膜の中に血が溜まっている状態を言います。出血といっても持続して血が流れ出ているのではなく，瞬間的に出た血液が溜まっている状態を指します。網膜は10層からなる約200ミクロンの膜状の組織です（Q6の図8を参照）。一番外側の網膜色素上皮を除いて透明な組織ですので，この部位に血が溜まると眼底検査では血液そのものの赤色として観察されます。

　眼底は，高血圧や動脈硬化の状態を最も反映すると言われている細動脈を，直接観察できる唯一の場所です。また，眼底検査で観察される網膜動脈は眼動脈から分枝しており，その本幹は頭に血液を供給している内頸動脈です。したがって，網膜血管の状態から脳血管や全身の血管状態が推測することが

できます。眼底検査で初めて糖尿病が発見されたりする場合も珍しくありません。

○高血圧症・動脈硬化症の眼底所見

高血圧と動脈硬化は密接に関係しており，高血圧の期間が長ければ動脈硬化性変化が，高血圧が重症であれば高血圧性変化が強調されます。

眼底検査で高血圧性変化を診断する基本は，網膜細動脈の狭細化の程度を調べることです。高血圧が持続すると細動脈は狭細化，直線化します。また，限局性の攣縮（強く収縮したままの状態になること）により動脈の太さが不均一（口径不同）となり，さらに進行すると毛細血管前動脈が詰まって綿花様白斑を生じたり，血管の透過性亢進のため出血，浮腫，硬性白斑などが見られます。さらに重篤になると視神経乳頭浮腫がみられるようになります。

一方，動脈硬化性変化は血管壁の反射状態で判定します。動脈硬化が生じてくると，血管壁が厚くなり，透明性が失われるために血管壁の反射が強く見られるようになります。さらに動脈硬化が進行すると，血管壁の反射がさらに強くなり網膜の血管が銅線や銀線を見ているような状態となります。また，動脈と静脈が交叉している部分では動脈が静脈を圧迫し，交叉現象が見られるようになります。交叉現象が強くなると動脈で静脈が完全に圧排され，静脈の血柱が動脈の両側で見えなくなる途絶現象を生じます（図43）。

表5　高血圧症・動脈硬化症の眼底所見

高血圧性変化	1度	動脈の狭細化
	2度	口径不同
	3度	綿花様白斑，線状出血
	4度	乳頭浮腫
動脈硬化性変化	1度	微細な交叉現象
	2度	明らかな交叉現象，壁反射亢進
	3度	銅線動脈
	4度	銀線動脈

図43　交叉現象

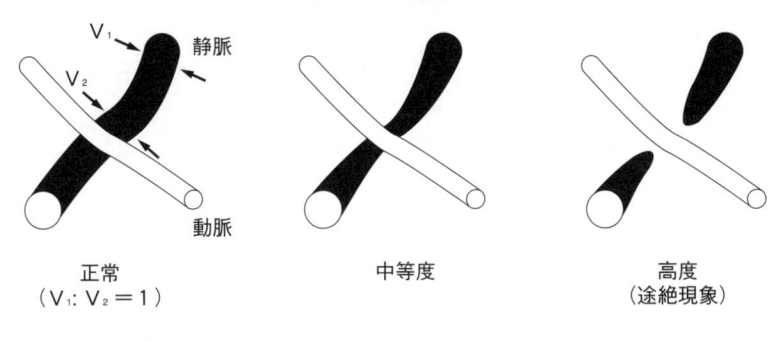

正常
（$V_1:V_2=1$）

中等度

高度
（途絶現象）

《用語解説》
- 交叉現象　動脈と静脈が交叉している部位で静脈が動脈により圧迫されて，その部が細くなって見える現象。
- 血管の透過性亢進　網膜血管には透過性がないが，血流が悪く酸素不足が生じたりすると，血管壁がもろくなり血管内のものが漏れ出てくる。

◯眼底出血（網膜血管病変）の分類

　網膜の動脈硬化によりその交叉部の静脈が圧迫され血流が阻害されると，血管内に血栓（血の固まり）が形成されやすくなり，網膜静脈閉塞を引き起こします。高齢者に多い高血圧や動脈硬化がおもな原因です。
　網膜静脈閉塞症は，①網膜中心静脈閉塞症と，②網膜中心静脈分枝閉塞症という2つのタイプがあります。
①網膜中心静脈閉塞症は，網膜からの血液が眼球から出ていく部位である視神経乳頭部の中心静脈で閉塞し，網膜全体の広い範囲に出血が起こる病態で，多くの場合症状として急激な視力低下を自覚します。また，このタイプは，網膜に血液が流れにくくなっている「切迫型」と，血液が流れなくなった「虚血型」の2つに分けられます。
②網膜中心静脈分枝閉塞症は，中心静脈より上流の支流である分枝部で血管がつまり，おもにその流域に出血が生じる病態です。
　中心静脈分枝閉塞症は，その閉塞部位によって視力低下はまちまちで，黄斑部に出血が及ぶと視力はかなり低下しますが，黄斑部に影響がない

場合は，視力はほとんど低下せず，まったく自覚症状がない場合もあります。

　自覚症状がほとんどなく放置されている場合，数カ月〜数年後になって，網膜に増殖膜が発生し増殖膜が網膜を引っ張って，網膜が剥がれてくる牽引性網膜剥離を生じてくる場合がときどきあります。この場合は硝子体手術が必要となります。

●眼底出血（網膜静脈閉塞）の治療法

〈網膜中心静脈閉塞症の場合〉このタイプの「切迫型」の場合は，抗凝固剤によって虚血型に移行しないように治療を行ないますが，すでに「虚血型」になっている場合には早期に網膜レーザー凝固術を行なう必要があります。レーザー治療を行なわないと悪性タイプの続発緑内障である血管新生緑内障を発症しやすいからです。なお，この治療は視力改善を目的としたものではありません。

〈網膜中心静脈分枝閉塞症の場合〉このタイプの治療方法は，アメリカで行なわれた大規模な調査結果を参考にして，治療方針に一定の方向性がつけられました。網膜新生血管が発生していない場合には無治療，あるいは抗凝固剤の内服で経過観察を行ないます。黄斑に浮腫が残った場合には硝子体手術を行ない，網膜新生血管が発生した場合には網膜光凝固術が行なわれます。

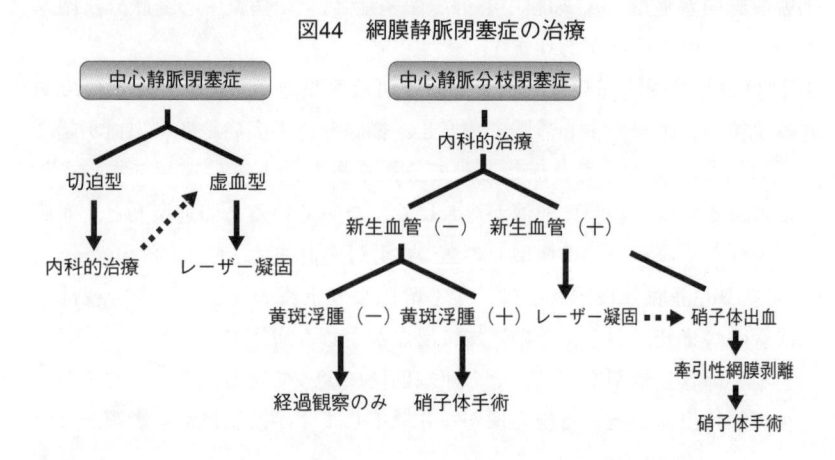

図44　網膜静脈閉塞症の治療

6 目の健康を保つ予防とケア

目の健康・予防とケア

Q71 眼科検診

40歳を過ぎて急に視力の衰えを感じます。眼科検査の種類とその目的を教えてください。

A 最悪の事態にならないためにも定期検診を

　我が国は世界一の長寿国といわれますが，その反面，さまざまな成人病が増えてきました。それに比例して中途失明者の数も増えているのです。これまで見てきたように，成人病の仲間として糖尿病網膜症をはじめ，緑内障，黄斑変性症などがありますが，そのいずれもが失明原因の上位を占めています。

　目の病気は自覚症状がないまま進行してしまうものが少なくありません。ですから，目の健康を保つためにも，失明という最悪の事態にならないためにも，40歳になったら定期的な眼科検診を受けることが大切です。眼科の検査は大きくわけると，初期診断や定期検診で行なわれる基本的な検査と，病気や症状に応じて実施される各種検査があります。

● 眼科検査の種類とその目的

　第3章〜5章でも検査のことを述べていますが，ここでまとめて説明しておきましょう。

①基本的な眼科検査

〈屈折検査〉屈折の状態（遠視・近視・乱視など）を調べます。

〈視力検査〉通常，5mの遠方と30cmの近方視力検査があります。十分な裸眼視力（1.0以上）が得られない場合は矯正レンズを用いて矯正視力を測ります。

〈眼圧検査〉眼圧は眼球の形を保っている眼内圧のことです。正常値は10〜21mmHgとされています。詳細はQ51参照。

〈細隙灯顕微鏡検査〉暗室での検査になります。眼瞼・睫毛・角膜・結膜・強

膜・前房・虹彩・水晶体・硝子体前部などの検査です。
〈眼底検査〉網膜・視神経乳頭・網膜血管などの検査です。この検査では必要に応じて，散瞳薬を用いて検査します。散瞳薬で瞳孔を拡大すると，眼底の周辺部まで詳しく検査することができます。

②各種の検査（症状や病気に応じて実施）
〈視野検査〉視野計を用いて見える範囲がどの程度か，また，見えない部分（暗点）がないかどうかなどを検査します。詳細はQ51参照。
〈斜視・弱視・両眼視機能検査〉
　眼位・斜視の状態・両眼視・立体視などの機能を調べる検査です。
〈色覚検査〉先天的・後天的な色覚異常の検査です。
〈涙液分泌機能検査〉乾性角結膜炎・ドライアイなどの場合に涙液分泌の機能を施行します。
〈涙管通水・通色素検査〉涙の排出口である涙管の通り具合を調べます。
〈レーザー前房蛋白細胞数検査〉レーザーフレアセルメーターという装置を用いて前房内の細胞数や濁りの程度を検査します。ぶどう膜炎などの病気で施行します。
〈角膜内皮検査〉角膜内皮細胞の大きさ・密度・形などを検査します。
〈蛍光眼底造影検査〉フルオルセインナトリウムという蛍光色素を肘静脈へ注射して行なう眼底の造影検査です。網膜血管病変や網膜色素上皮の異常などを詳しく調べることができます。
〈電気生理的検査（網膜電位図，視覚誘発電位，眼球電位図，筋電図など）〉網膜，視中枢，眼球運動などの機能を電気生理学的に検査します。
〈複像検査〉眼筋麻痺などの眼球運動障害の検査です。
〈眼科超音波検査〉断層撮影法とAモード法という検査があります。
　　　断層撮影法……硝子体・眼底・眼窩の状態を調べます。
　　　Aモード法……眼球の大きさ（眼軸長）を調べます。白内障手術時に挿入する眼内レンズの度数決定に必須の検査です。
〈角膜曲率半径計測〉角膜表面の曲率半径，角膜乱視を測定します。コンタクトレンズを作成するときや眼内レンズの度数を決めるのに必須の検査です。
〈角膜形状解析検査〉円錐角膜，角膜乱視など角膜の形状について詳しく調べま

す。

〈隅角検査〉角強膜の移行部と虹彩の根部のなす部分である隅角を調べます。緑内障やぶどう膜炎などで施行されます。

図45　細隙灯顕微鏡検査

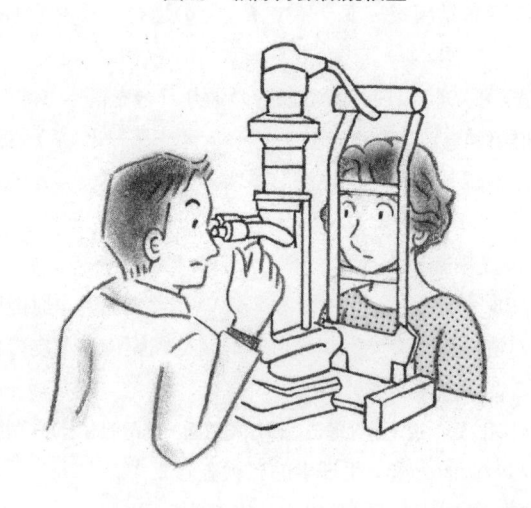

目の健康・予防とケア

Q72

眼科検査の注意点

眼科検査を受けるときには，どんなことに気をつけたらよいでしょうか。

A 散瞳検査をしたら乗り物は運転しないこと

　眼鏡を持っている方は，持参してください。また，コンタクトレンズを使用している方は，コンタクトレンズの検査を希望しないのであれば，診察の前にはずした方がいいでしょう。

　Q29にも説明しているように，目の症状や病気によっては，瞳孔を広げて詳しく検査する散瞳検査が必要になります。この検査後は5〜6時間，瞳孔が開いたままになり，一時的に視力が低下しますので，自動車や自転車などの運転は危険になります。もし自分で乗り物を運転して受診したときに，散瞳検査が必要と言われたら，次回に検査してもらうようにしてください。そして再診の時はバスや電車などで行きましょう。

　散瞳検査の後はしばらくの間，光がとても眩しく感じられます。サングラスをかけると眩しさが少しましになりますので，持参されるとよいでしょう。また，一人での帰宅に不安を感じる方は，付き添いの方に同行してもらいましょう。

　女性の場合，きれいにお化粧している方が多いですが，せっかくお化粧していても，検査によっては終了後に洗眼することがあり，眼周囲のアイシャドウ，マスカラ，アイラインなどのお化粧は流れ落ちてしまいます。お化粧は控え目にして受診しましょう。

● **健康状態・治療内容を把握しておくことが大切**

　何らかの事情で今まで受診していた眼科とは別の眼科を受診する場合は，これまで使用していた点眼薬を持参した方がよいでしょう。また，眼科に限ったことではありませんが，他科（内科，外科など）に受診している場合は，

病名とともに，服用している薬の内容を伝えることができるように把握しておきましょう。自分の全身状態・治療内容を把握しておくことは非常に大切です。

　糖尿病の方は，血糖のコントロール状況について把握しておき，眼科医にも伝えられるようにしておきましょう。糖尿病手帳をもっている方は必ず持参しましょう。糖尿病の三大合併症の一つである糖尿病網膜症は，近年失明の原因の第一位となっていますので，目の症状がなくても定期的な眼科検診が必要です。

目の健康・予防とケア

Q73

目の栄養食

目の健康には,とくにどんな食べ物を摂取したらよいのですか。

A 栄養バランスのよい食事と,しっかり噛むことが大切

　ビタミンA・B_1・B_2・B_6・C・D・Kなどが欠乏すると,目にも何らかの影響がでてきます。しかし毎日きちんと食事をしていれば,このようなビタミン欠乏症は現代社会ではほとんどまれです。ビタミン剤などのサプリメントに頼りすぎたり,偏食したりしないで,平常から糖質,脂質,蛋白質,ビタミン,ミネラルといった五大栄養素をバランスよくとることが何よりも大切です。また,食べ物をよく噛んで食べることは,目の健康にかぎらず,身体全体の健康を保つための基本です。

● ビタミン欠乏と眼症状・全身症状

　ビタミン類が極端に欠乏すると,さまざまな眼症状や全身症状が出現します。

〈ビタミンA欠乏症〉眼症状は,暗順応が障害される夜盲です。悪化すると眼球の乾燥,角膜軟化をきたします。全身的には皮膚の乾燥・毛包性角化症などをきたすことがあります。

〈ビタミンB_1欠乏症〉眼症状は結膜炎・視神経萎縮・眼瞼下垂・眼振・眼精疲労などです。全身的には全身倦怠感・動悸・心不全・手足のしびれなどです。

〈ビタミンB_2欠乏症〉眼症状は角膜新生血管・白内障・虹彩炎・結膜炎などです。全身的には易疲労感・体重減少・口内炎・老化などです。

〈ビタミンB_6欠乏症〉眼症状は結膜炎・白内障などです。全身的には脂漏性皮膚炎・口唇炎・動脈硬化・老化などです。

〈ビタミンC欠乏症〉眼症状は,結膜下出血・充血・網膜出血などです。全身的

には,壊血病・食欲不良・貧血などです。

〈ビタミンD欠乏症〉　眼症状は涙液分泌亢進・うっ血乳頭・視野異常などです。全身的には,骨に異常が生じる「くる病」や「痙攣」などです。

〈ビタミンK欠乏症〉　眼症状は結膜下出血です。全身的には,小腸出血・鼻血・血尿などです。

表6　各種ビタミンが多く含まれている食べもの

ビタミンA	鶏肉レバー・うなぎ・小松菜・ほうれん草など
ビタミンB_1	豚ヒレ肉・豚モモ肉・のり・玄米など
ビタミンB_2	豚レバー・鯖・納豆・ししゃもなど
ビタミンB_6	バナナ・鰯・鮭・鮪・鯖・玄米・レバー・卵など
ビタミンC	柑橘類・イチゴ・トマト・キャベツ・緑茶など
ビタミンD	卵黄・牛乳・椎茸・鮭など
ビタミンK	ほうれん草・大豆・卵黄・ひじき・わかめなど

◆コラム◆　ブルーベリーは目の健康に良い?

　近年,ブルーベリーが目の健康のために良いと言われ,さまざまな商品も開発されています。確かに,ブルーベリー(ツツジ科の落葉低木性果樹)は15種類のアントシアン色素を含み,このアントシアンが目の働きをよくするといわれています。

　網膜の視細胞にはロドプシンという色素があります。ロドプシンは光を受けると分解され,その後再合成されています。アントシアンはこの分解・再合成の繰り返しを助けると考えられていますが,詳しい機序はまだ不明です。

　日本ではVDT作業者や眼精疲労を訴える患者にブルーベリーエキスを使用して有効であったという報告や,学童期の患者やVDT作業者における一時的な視力低下に対し有用であったという報告もありますが,科学的な根拠はまだ乏しい状況です。

目の健康・予防とケア

Q74

目の疲れと噛み合わせ

目が疲れやすいのは，歯の噛み合わせにも関係すると聞きましたが，ほんとうですか。

A 目の症状だけでなく，全身症状があらわれる

　ほんとうです。目が疲れるイコール噛み合わせが悪いというわけではありませんが，原因のひとつとなりうると考えられています。ひどくなると目の奥の痛み，耳鳴・難聴・眼精疲労などといった目の症状だけでなく，全身症状があらわれます。噛み合わせが悪いことを自覚する人は，信頼のおける歯科医師に相談しましょう。

　他に目が疲れる原因としては，調節性（屈折異常・調節異常），筋性（斜位など），症候性（結膜炎・緑内障・他科疾患などによる），不等像性（左右の眼で同一物体の大きさが違う），神経性（神経衰弱・ヒステリーなど）などさまざまです（Q15参照）。

● 噛み合わせ症候群と顎関節症

　不正な噛み方，例えば奥歯の虫歯や歯槽膿漏のために奥歯がないままでいると，前歯だけで噛むようになります。このため，下顎骨の位置異常をきたします。異常な顎の動かし方をすることで負担がかかり，顎の周りの筋肉や，神経が刺激されることの積み重ねで症状がおこってきます。その症状は，いびき・歯ぎしり・肩や首筋のこり・手足のしびれ・頭痛・腰痛・背中の痛み・めまい・立ちくらみ・鼻づまり・眼の奥の痛みなど多岐にわたります。

　また，顎関節に負担がかかることから，顎関節症などもきたします。これは，開口時の痛み・開口制限・開口時の雑音などの症状があります。顎関節症は，治療しないと手遅れになるものではありません。しかし，ひどくなると，片頭痛・耳鳴・難聴・眼精疲労・肩こり・腰痛・ぎっくり腰などをきたすこともあります。自然軽快することもありますが，完治したわけでもない

ため，再発する可能性はあります。むやみに顎を酷使したり，負担をかけすぎると，再発しやすくなるようです。

　この病気とどのようにつきあっていくかが大切になります。自己診断せず，歯科医を受診し，適切な治療や，セルフケアの方法などの指導を受けることをお勧めします。

目の健康・予防とケア

Q 75

老眼鏡の選び方や種類

無理していつまでも老眼鏡をかけないとどうなりますか。また，老眼鏡の種類や選び方を教えてください。

A 予防よりも無理をしないことが大切

　第2章でも繰り返し述べているように，残念ながら老眼の予防法はありません。あるという説もありますが，その場合も睡眠や規則正しい食事，適度なスポーツなどで，身体を若く保つことができれば，進行も遅くなるはず，という程度のものです。老眼に際して大切なことは，予防よりも無理をしないことです。見えにくいのに無理をしていると眼精疲労，肩こり，頭痛などの原因となり，ひどくなると体調まで崩してしまうこともあります。そうなる前に適切な老眼鏡をかけましょう。

●老眼は40〜45歳頃から始まり，65歳を過ぎて進行が止まる

　老眼は40〜45歳より始まります。遠くのものを見ていて急に近くを見たときにピントが合いにくい，新聞や本などを少し離してみるようになった，などの症状が起こるようになれば老眼の可能性があります。近くのものがよく見えなくなっても，老眼鏡をかけないでがんばっている人もいますが，目が疲れるだけで，がんばっているから老眼が進まないわけでもありません。無理をしていると，目だけでなく身体にも負担がかかり眼精疲労のほか，肩こりや頭痛，倦怠感などといった全身症状を引き起こすことがあります。適切な老眼鏡をかけて，楽によく見えるようにすることが大切です。なお，老眼は徐々に進みますので，それに応じて眼鏡の度数を強くする必要がありまが，65歳を過ぎると調節力はほとんどなくなり，進行は止まります。

●眼鏡レンズの種類

　老眼レンズには，単焦点レンズ，多焦点レンズのほかに中近用，近近用な

どもあります。また，多焦点レンズには2重焦点・3重焦点レンズと累進焦点レンズがあります。

① 単焦点レンズ

　　一般的な眼鏡レンズです。近視には近視用の，老眼には老眼用の，ひとつの補正機能をもったレンズです。このタイプの老眼鏡は，近い所だけを見るためのレンズで，近見作業や読書に適しています。遠くを見るときには，老眼鏡をはずすか，他の眼鏡にかけかえる必要があります。

② 多焦点レンズ（遠近両用レンズ）

　　一枚のレンズ内に屈折力の異なる部分を2つ以上もつものを多焦点レンズといいます。レンズに境目のあるタイプ（2重焦点レンズ・3重焦点レンズ）と，境目のないタイプ（累進焦点レンズ）があります。

〈2重焦点レンズ・3重焦点レンズ〉2重焦点レンズは近用と遠用の2種類のレンズが上下などに重なったものです。これに中間用が加わったものが3重焦点レンズです。視野が広く，誰でも慣れやすいレンズですが，レンズの中に境目があり，見ばえが悪いのが難点です。遠くから近くへ視線を移すときに，像の跳躍が起こることがあります。

〈累進焦点レンズ〉境目の部分を徐々に度数をかえた累進帯にし，遠用から近用まで補正機能をひとつのレンズ中に収めたレンズです。境目がなく，スマートな多焦点レンズで像の跳躍は起こらず，遠くから近くまでひとつの眼鏡で生活のほとんどがカバーでき，便利なレンズです。しかし，遠く・中間・近くの全視界がはっきり見えるわけではありません。レンズの設計上，周辺部がゆがんで見え，近くや中間を見るときは，視野が狭くなっています。また，はじめのうちは，ものがゆがんで見えたりすることがあり，慣れるのに多少時間のかかる場合があるのが難点です。

③ 中近用レンズ

　　遠近両用レンズの遠用の部分を室内などがよく見えるように，中間距離にピントが合うようにしたレンズです。読書・家事などの室内作業に適しています。

④ 近近用レンズ

　　パソコン作業などモニター・キーボード・書類といった少しずつ距離の違うものを見る作業やデスクワークに適しています。

○老眼鏡の選び方

　老眼鏡には単焦点レンズと多焦点レンズがあります。眼鏡のかけはずしが面倒でない，近見作業を長くする，読書好きといった方などは単焦点レンズがよく，眼鏡のかけはずしが面倒という方には多焦点レンズがよいでしょう。自分の眼とライフスタイルにあわせて選択し，両方を使い分けるのもよいでしょう。

　レンズの度数が合っていなかったり，レンズの中心と瞳孔の中心が合っていなかったりすると，眼精疲労の原因になります。すでに適当な度数のレンズが入っている出来合いタイプの眼鏡を購入される方がありますが，眼鏡はレンズの度数が正しく，かつレンズの中心と瞳孔の中心が一致していることが重要であり，それではじめて老眼鏡としての威力を十分に発揮します。出来合いの老眼鏡はときには便利ですが，やはり各人の目に合わせて作ってこそ正しく働き，疲れも少なくよく見えるのです。

　また，老眼が生じてくる頃は目の成人病も起きやすい時期ですので，眼科で他の病気がないかどうか診察を受けて，老眼鏡を合わせてもらうことが大切です。そして，自分の目とライフスタイルにあった老眼鏡を作りましょう。

◆コラム◆　メガネをかけると度が進む？

　よく眼鏡をかけると近視が進むと考えている人がいますが，そんなことはありません。成長期であれば，かけてもかけなくても近視の度は進みます。老眼鏡を使用していると，その眼鏡をはずしたときに以前より近くが見えにくくなったように感じられますが，それは無理して近くにピントを合わせていたからです。老眼鏡をかけたから視力が悪くなったりするわけではありません。眼鏡をかけずに無理してピント合わせをして，目に負担をかけるより，自分の目に合った正しい度数の眼鏡をかけましょう。

　また，近視の人は老眼にならないと言われたりしますが，そんなこともありません。近視の人はもともと近くにピントが合っているので，老眼鏡をかけなくても近くのものが見えるのです。老眼は水晶体の弾力性の衰えによる調節力の低下ですから，その現象は誰にでも必ず起こってきます。老眼が始まる頃は，緑内障や白内障などの加齢に伴う目の病気にかかりやすい時期でもあります。眼が疲れやすいからといって一概に老眼と自己判断しないで，眼科受診して検査してもらいましょう。

目の健康・予防とケア

Q76 VDT症候群から目を守る

25歳の女性です。目が疲れ，頭痛や吐き気を感じることもあります。VDT症候群の対処法を教えてください。

A 眼科検診だけでなく，全身的な健診も受けましょう

　パソコン，OA機械などのディスプレイ作業を続ける人の約60％以上が，VDT症候群（テクノストレス眼症）に悩まされているといわれています。ディスプレイ作業を続けていると，視線が画面・キーボード・書類の3カ所を移動するので目が疲れやすくなり，集中することで瞬目の回数が減り，眼が乾きます。また，長時間同じ態勢をとるため，首・肩・腕に負担がかかります。VDT症候群はこれらのことが原因となっていることが多いので，目を守るには作業時の姿勢に注意し，作業途中で適度に休憩し，人工涙液の点眼を使用することなどが大切です。この女性の場合，頭痛や吐き気があるということですから，かなり進行している可能性があります。眼科検診だけでなく，全身的な健診を受けることをお勧めします。

◯具体的な予防対策

　VDT症候群が進行すると，疲れ眼やドライアイなどの眼症状だけでなく，首や肩の凝り，腰痛，頭痛，指や腕の痛み，しびれ，めまい，吐き気，胃のもたれ，食欲不振，便秘，ノイローゼ神経症などの全身症状をきたしますので，そうなる前にしっかりと予防対策を立てることが重要です。常日頃から次の事柄に注意して，目だけでなく身体の健康にも気をつけてください。

①姿勢

　　視線がやや下向きになるように画面を設置し，姿勢は首を少し前傾します。肘はほぼ90度に保ち，両腕，大腿の上面がほぼ水平になるようにします。下肢は直角になるようにしましょう。イスに深く腰掛け，背もたれに背を十分に当てます。とにかく楽な姿勢を保ちましょう。

② 休憩

　50分の作業につき10分の休憩が必要といわれています。休憩時には眼を閉じたり，窓の外の景色を眺めたりしましょう。

③ 体操

　時々軽く体を動かし，緊張をほぐしましょう。目の体操として，目をマッサージするのも有効です（Q77参照）。

④ 眼鏡

　メガネ・コンタクトレンズは眼に合ったものを使用してください。レンズの度などの合っていないものは疲労を増加させるだけです。

⑤ ドライアイ

　画面に集中することで，瞬きの回数が平常の4分の1ほどに減ります。このため眼が乾燥しやすくなります。その上にクーラーや暖房の空調はこれを助長します。加湿器を備えたり，目薬をさしたり，意識的な瞬きなどで対処しましょう（Q14参照）。

⑥ 照明

　室内は十分な明るさが必要です。ただし，照明や窓の景色が画面の中へ映り込むと見にくくなり，眼精疲労の原因となりますので，画面の向きを変えて下さい。また，画面自体は明るさや色のコントラストを調節して，部屋全体の照明に調和するようにしてください。

目の健康・予防とケア

Q 77 目のリラックス・休息法

46歳の男性です。年のせいか目の疲れがとれません。目を癒すリラックス・休息法を教えてください。

A まず眼精疲労の原因を調べてから

　一口に目の疲れ（眼精疲労）といっても，原因は多種多様にわたります。年のせいや単なる疲れ目と考えるのではなく，まず原因をよく調べて，それを取り除くことが先決です。眼精疲労の原因としては，調節性・筋性・症候性・不等像性・神経性・その他（ＶＤＴ症候群や全身疾患）など，大きく6つに分類されていますが，詳しくはＱ15を参照してください。

◯眼精疲労と全身疾患

　Ｑ15でも述べていますが，目と全身は密接に関係しており，全身疾患は時として眼精疲労の原因となることがあります。低血圧，貧血などの循環器，血液疾患，胃下垂，肝障害などの消化器疾患が原因となることがあります。その他，脳腫瘍，妊娠，生理異常，更年期，むち打ち症などもあります。また，日常生活でのストレスが眼精疲労を引き起こすことがあります。これとは逆に，目の異常による眼精疲労が進行して，全身へ影響することもあります。

　現代社会では，ＶＤＴを使用する頻度は今後もどんどん増えると考えられますので，今後もさらにＶＤＴ症候群による眼精疲労は増加すると思われます。単なる「疲れ目」でかたづけず，自分自身の全身状態・生活環境も考慮にいれ，とくに症状がひどい場合は眼科だけでなく，全身的な健診を受けることが大切です。

◯目の疲れを癒すマッサージ方法

　一時的にしろ目の疲れをとる方法としては，目の周りの血行をよくするこ

とが有効です。眼球の周りのマッサージをしたり，目を閉じて瞼の上に温めたタオルをおいたりするとよいでしょう。

　マッサージの手順は，鼻の付け根の部分（目頭の部分）をしばらく押した後，目の周りの骨に沿って目頭から目尻まで少しずつ移動しながら押していきます。次に，こめかみの部分をゆっくり押します。最後に目の下の骨に沿って目頭から目尻にむけて人差し指と中指の2本で円を描くようにしてください。これを両目に2～3回ずつ繰り返してください。

　温めたタオルを閉じた目の上においてマッサージするとより効果的です。ただし，やりすぎると筋肉や神経を痛めることになりかねないので，程々にしましょう。

●目のマッサージの注意点

　眼疾患のある方は目のマッサージを行わないようにしてください。とくに目の手術を受けた直後や，目や眼瞼の病気のある場合は，傷口が開いたり，症状が悪化する可能性があります。また，眼球自体を圧迫すると，反射により徐脈（脈拍が遅くなること）になりますので，眼球はあまり強く圧迫しないようにしましょう。徐脈になると一時的に気が遠くなることがあり，強い場合は意識を失うことがあります。

目の健康・予防とケア

Q78

市販目薬の使用注意点

市販の目薬を買うときに，どんなものを選べばいいか，また使用上の注意点を教えてください。

A 目薬の常用や，防腐剤入り目薬には注意

　最近は，疲れ目やコンタクト用の目薬のほか，抗アレルギー薬や抗菌薬を含めて，非常に多くの点眼薬が各メーカーから販売されています。目薬は手軽に入手できるだけに軽く考えてしまいがちですが，必ずしも安全であるとは限りません。「副作用のない薬はない」というように，どんな目薬にも副作用はあります。ほとんどの目薬には，細菌などから汚染されないように防腐剤が入っています。防腐剤は目にとっては毒であり，角膜上皮障害を引き起こすことがあります。

　点眼すると気持ちがいいからといって，顔でも洗うように気軽に目薬を常用するのは止めましょう。目薬も他の薬と同様，病気や症状に合わせて正しく使うことが大切ですから，薬剤師さんと相談して購入されたらよいでしょう。また，症状がなかなか改善しない場合や視力低下や痛みなどがある場合は，眼科できちんと診察を受けましょう。

●充血をとる目薬の使用注意

　目の充血をとることを目的とした多くの点眼薬には，血管収縮剤が配合されています。このような目薬は，はじめはきれいに充血がとれても，連用していると血管が拡張して充血し，白目がかえって赤くなることがありますので気をつけてください。なお，お風呂上がりなどには，目に栄養や酸素を運んでいる白目の血管が一時的に太くなり，血管を流れる血液が多くなって目が赤くなることがありますが，これは目にとっては必要なことです。目が赤いからといって安易に目薬を使用するのは止めましょう。また，充血は他に目の病気が潜んでいる場合がありますので，充血が長く続くようであれば，

一度眼科で診察を受けましょう。

◯目薬の正しいさし方

目薬のさし方として注意することは次のようなことです。

① 点眼後は約1分間目を閉じる

　手を石けんでよく洗います。下まぶたを軽く下方に引き，目薬の容器の先を目から少し離し，まぶたや睫毛などに触れないようにして，眼瞼結膜部に一滴点眼します。点眼後は静かに目を閉じて，まばたきをしないで約1分間，目を閉じたままにします。あふれ出た点眼液は清潔な布やティッシュでふき取ります。

② 点眼液の滴数は一滴で十分

　点眼液の一滴量は約30～50 μl （0.03～0.05mℓ）で，目の中（結膜嚢）に保持できる点眼液の最大容量の約30 μl より多いので，点眼液の滴数は一滴で十分です。あふれ出た点眼液は全く目に効果がないばかりか，逆にまぶたのただれを引き起こしたりして悪影響を及ぼすことがあります。たくさん入れると効果が良いと考え，不必要に何滴も点眼するのは止めましょう。

③ 点眼後はまばたきをしない

　点眼後すぐに目をパチパチとまばたきをする人がいますが，まばたきは涙を目から鼻の方へ流し出す働きをしていますので，まばたきをすると点眼薬が涙と一緒に目から流れ出て効き目が落ちてしまう結果となってしまいます。点眼後は目を閉じたままにしましょう。同時に，目頭を軽く抑えて点眼液が鼻の方へ流れ出ないようにすると，より効果的です。

④ 別の点眼薬を併用するときは5分以上後に

　別の点眼薬を併用する場合は一つをさした後，もう一種類をさすまでの間隔は，5分以上後にすることが大切です。立て続けに点眼すると，先に点眼した薬剤が，目に吸収される前に眼外に流れ出されてしまいます。

◯コンタクトレンズ装用中の点眼

ソフトコンタクトレンズや酸素透過性ハードレンズをつけたまま目薬をさ

すと，目薬に含まれる薬剤や防腐剤がレンズに吸着して，目に障害を与えることがあります。また，目薬の効果が低下しますので，コンタクトレンズの装用中の点眼は控えめにしましょう。ただし，防腐剤の含まれていないコンタクトレンズ用の目薬はこの限りではありません。

図46　正しい目薬のさし方

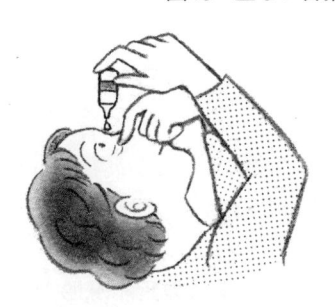

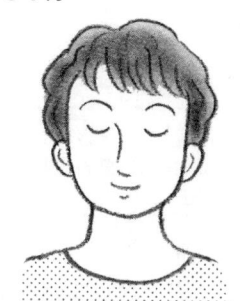

点眼液は一滴で十分　　　　　点眼後はしばらく目を閉じたままに

◯目薬の保存の仕方

　通常，目薬の保存方法は点眼容器のラベルに記載されていますが，医師や薬剤師の指示通りにすることが大切です。

　〈冷蔵庫での長期保存は問題〉目薬は必ずしも冷蔵庫で保存する必要はありません。目薬を冷蔵庫に入れておくと温度が一定で低く，成分の分解を抑え，変質を防いでくれるという安心感がありますが，反対に長い間入れておくと有効成分が結晶化したり，一度開封して使用した目薬では細菌が繁殖したり，変質したりしていることもあります。また，目薬を冷やしておくとさし心地がよく，確実に目に入ったことがわかりますが，炎症やドライアイなどではかえって目の刺激になることもあります。

　〈ラベル表示は開封前の使用期限〉目薬の有効期限は目薬の種類にもよりますが，開封後約1カ月程度と考えてよいでしょう。目薬のラベルに表示されている期限は「開封前の使用期限」であり，いったん開封してしまった目薬は冷蔵庫の中に入れて置いても細菌で汚染されている場合があります。それほど時間が経っていない場合でも濁りが生じている場合などは，使用しないですみやかに処分してください。

目の健康・予防とケア

Q79

眼鏡とコンタクトレンズ

眼鏡やコンタクトレンズを選ぶときの注意点を教えてください。

A 眼鏡には3つの条件，コンタクトレンズは医療用具

　眼鏡は目に合った適当な度数のレンズであることが最も大切ですが，度数さえ合っていればよいというものではありません。眼鏡はフレームとレンズの組み合わせからなっています。レンズの度数だけではなく，レンズの中心と瞳孔の中心が一致していること，眼とレンズの距離が12ミリであること，視線がレンズに直交していることという3つの条件がそろって，はじめて正しい快適な眼鏡となります。

　コンタクトレンズは眼の中に入れる医療用具ですので，必ず眼科専門医に診察と検査を受け，その処方に応じて購入しましょう。なお，コンタクトレンズは眼に障害があると入れられませんので，その時はコンタクトレンズをはずして，眼鏡に切り替えてください。したがって普段コンタクトレンズをしているからといって，眼鏡は不要というわけではありません。コンタクトレンズには大きく分けてハードタイプとソフトタイプの2種類がありますが，その選択は自分の目の状態や日常生活に合わせて選べばよいでしょう。

◯眼鏡レンズの選び方

　レンズの材質にはガラスとプラスチックの2種類があります。光学的には従来から使用されているガラスレンズが最も優れています。屈折率が高いため薄く，キズもつきにくく，透明度も良好で熱による変化もほとんどありませんが，割れやすく，重いのがガラスの難点です。プラスチックレンズは軽くて割れにくく，湯気や蒸気での曇りも少なく，染色できるため，色々なカラーにすることができます。難点はキズがつきやすく，ガラスより部厚い点ですが，近年はガラスより薄く，キズがつきにくい表面加工したプラスチッ

クレンズも発売されていて，プラスチックレンズの方が人気は高いようです。レンズの材質の選択はレンズの度数や用途に合わせて，眼鏡店でよく相談されて選択されたらよいでしょう。

◯眼鏡フレームの選び方

フレームは顔の幅（左右のこめかにの幅）程度の大きさのものを選択するのがよいでしょう。小さすぎるフレームでは十分な視野が得られず，反対に大きすぎるフレームでは周辺がゆがんで見え，疲れ目の原因にもなります。ファッション性にばかりとらわれず，眼鏡店でよく相談して，適切な大きさのフレームを選び，正しい調整（フィッティング）をしてもらいましょう。

眼鏡をかけているとき，眼鏡フレームは耳の上に乗せる部分（テンプル）と鼻根部に当たるパッドで支えられていますので，この部分がしっかり固定されるように調整してもらうことが大切です。なお，子供さんの場合はきゃしゃなメタルフレームでは変形しやすいので，しっかりとしたものを選んだ方がよいでしょう。

◯コンタクトレンズの長所と短所

コンタクトレンズを使い慣れた人は，その短所もあまり気にならないようですが，はじめて使う人のために，一般的に言われているその長所と短所を具体的に比べてみましょう。

〈コンタクトレンズの長所〉
・像の拡大縮小が少なく，強い屈折異常でも矯正できる。左右の度が違う不同視でも，不等像視が起こりにくい。
・眼鏡と異なり，枠がないので視野が広い。
・眼鏡のように湯気や雨などでくもったり，汗でずり落ちたりしない。
・装用しているのを他人にはわかりにくい。
・強度の角膜乱視や不正乱視が矯正できる（ハードコンタクト）。
・破損して眼を傷つける危険性が少ないので，スポーツをするのに適している。

〈コンタクトレンズの短所〉
・着脱が面倒で，慣れるのに時間がかかる。

・使用法を誤ると角結膜障害を生じることがある。
・紛失したり，破損したりしやすい。
・ケアに手間と費用がかかる。
・角結膜炎，角膜上皮障害，麦粒腫などの眼病のあるときは使用できない。

● ハードコンタクトレンズとソフトコンタクトレンズ

　コンタクトレンズにはハードタイプ（HCL）とソフトタイプ（SCL）の2種類ありますが，それにも一長一短あります。次の表で比較してみましょう。

表7　HCLとSCLの比較

	HCL	SCL
長　所	・ほとんどの屈折異常を矯正できる。 ・取り扱いが容易。 ・レンズの寿命が長い。 ・角膜障害が生じると自覚症状が強く，早期に気付きやすいため，軽度で治りやすい。	・HCLと比べ，柔らかく異物感が少ない。 ・レンズと眼の間にほこり等が入りにくい。 ・自然にはずれることが少なく，運動する人に適している。
短　所	・異物感が強く，慣れるのに時間を要する。 ・レンズが自然にはずれることがある。	・レンズの寿命が短い。 ・強度の乱視では良好な視力がでない。 ・角膜障害が起こっても自覚症状が少なく，重症になりやすい。

● SCLの主流，ディスポーザブルレンズ

　ソフトコンタクトレンズには1～2年使用できる通常のレンズのほか，短期間で新しいレンズに交換するディスポーザブルレンズがあり，最近はこのレンズがSCLの主流となっています。ディスポーザブルレンズは大きくわ

けて次の3種類がありますが，これもまた一長一短があります。

① 毎日交換レンズ

　毎日新しいレンズを交換するので，いつも清潔なレンズを使用できますが，費用は高くつきます。

② 連続装用レンズ

　最長1週間まで連続装用が可能です。毎日交換するより装着の手間は楽ですが，レンズは少しずつ汚れ，睡眠中，角膜の酸素欠乏が起こりやすく，眼に負担がかかりやすくなります。毎日交換レンズと同様，一度はずしたら再装用できません。

③ 終日装用頻回交換レンズ

　このレンズは一度はずしても，終日装用（寝るときははずす）で2週間まで使用できます。毎日はずしたいけれど，毎日交換レンズより安いものをという方に向いています。しかし，きちんとケアしないと，使っているうちに汚れが付着しやすくなります。乱視矯正用トーリックレンズも発売されています。

以上のようにコンタクトレンズも種類が豊富になっていますが，便利さや手軽さだけで決めるのではなく，医療用具であるということを忘れずに，必ず眼科専門医に診察と検査を受けてから購入しましょう。

目の健康・予防とケア

Q80 ロービジョンケアとは

最近ロービジョンケアということを聞きましたが，どういうものですか。

A 残存している視機能を最大限に活用する

これまでいろいろな目の病気について述べてきましたが，眼科では一般に目の病気のある人に対しては，病気の診断とその治療，それに関する説明が行なわれます。しかし，どんなに最新の治療方法をもってしても回復が望めない患者さんや徐々に視覚障害が進行する患者さんの場合には，治療をしながら経過をみるだけで視覚障害からくる日常生活上の問題といった面ではほとんど無力でした。

視力が低下したから本などが読めない，視野が狭くなったから歩行が困難になるのはやむを得ないという考えではなく，残された視機能や他の感覚機能を最大限に活用し，生活上のさまざまな問題や不都合を患者さんと一緒になって考えて克服し，その人の生活の質（QOL：Quality of life）をできるだけ元のレベルまで高めようと努力する，それがロービジョンケアの概念です。

具体的には，通常の近用眼鏡では新聞や雑誌などが読めない低視力者に，拡大鏡や拡大読書器などの補助具を使うことによって読めるようにしたり，視野が狭くなって歩行困難をきたしている人には歩行訓練を行なったり，その他にもいろいろなアイデアや補助具を活用して日常生活上の困難を克服していくことです。最近は，眼科医や眼鏡業界，行政や福祉関係の方たちも交えて，さまざまな取り組みが行なわれるようになってきました。

◯ロービジョンの定義

世界保健機構（WHO）は両眼での矯正視力が0.05以上0.3未満をロービジョンと定義しています。わが国ではまだはっきりとした定義はありません

が，視力や視野などの視覚が健常者に比べて低下しているが，完全失明に至ってなく，視覚活用の可能性が残っている状態をロービジョンと考えています。

具体的には身体福祉法の視覚障害者（完全失明を除く）がこれに該当すると思われますが，視覚障害者と認定されなくても，視覚的に日常生活に困難をきたすようであればロービジョン者と考えられます。

●視覚障害者の等級

身体福祉法の視覚障害者は視力としては，片眼の矯正視力が0.02以下で，もう片方の矯正視力が0.6以下で，両眼の矯正視力の和が0.2を越えるものを6級と定め，さらに視力の低下に伴い，順次5〜1級と等級が定められています。また，視野については視力に関係なく，半分以上視野が欠けている場合が5級で，さらに視野障害が強くなるに従い4〜2級と定められています。なお，視力と視野の両方とも障害がある場合は，合併障害として等級が別に定められています。

●ロービジョンケアの将来

ロービジョンケアの考え方が広まり，そのニーズも高まるなかで，新たな補助具やアイデア，訓練方法などがさかんに研究されるようになりました。ロービジョンケアのさらなる進展によって，視覚障害者の日常生活はより健常者の生活レベルに近づくことができるようになると期待されます。

また，目の病気などで視機能が全く損失した人たちに対しては，現在さかんに研究されている人工網膜や人工眼，網膜・視神経の再生治療や移植治療などの方法を用いることにより，近い将来，日常生活を不自由なく送れる程度の視機能を回復することも夢ではないと思われます。

参 考 文 献

1. 丸尾敏夫・本田孔士・臼井正彦・田野保雄編集『眼科学』文光堂，2003年。
2. 所敬『屈折異常とその矯正　改訂第4版』金原出版，2004年。
3. 所敬・金井淳編集『現代の眼科学』金原出版，2002年。
4. 深見嘉一郎『色覚異常　改訂第4版　色盲に対する誤解をなくすために』金原出版，2003年。
5. 中島正之・東郁郎「大阪医科大学　白内障の緑内障の診断と治療，緑内障の診断と治療」30の大学病院による診断と治療シリーズ『白内障・緑内障の診断と治療』真興交易医書出版部，1998年。
6. 広辻徳彦「内眼手術の教育指導法――白内障手術」『眼科手術』15巻579−583，2002年。
7. 桑山泰明・谷原秀信・中島正之・山本哲也（山本節編集）『緑内障診療　専門医によるベストアドバイス』診断と治療社，2000年。
8. 中島正之「緑内障の薬物治療」『Frontiers in Glaucoma』3巻156−161，2002年。
9. 中島正之「点眼薬で緑内障を治療しよう！」『眼科ケア』4巻22−29，2002年。
10. 阿部春樹・北澤克明・桑山泰明ほか『緑内障診療ガイドライン』日本緑内障学会，2003年。
11. 船津英陽「血糖コントロールの指標からみた網膜症」『眼科』36巻765−779，1994年。
12. 船津英陽・堀貞夫ほか「糖尿病網膜症進展に対する患者管理からみた危険因子」『臨床眼科』51巻526−530，1997年。
13. 佐藤文平「特集　高齢化社会における眼科のケア　糖尿病性網膜症」『治療』84巻473−477，2002年。
14. 植木麻理・南政宏・今村裕ほか「増殖糖尿病網膜症の硝子体手術適応」『臨床眼科』57巻1831−1834，2003年。
15. 南政宏「特集　高齢化社会における眼科のケア　加齢黄斑変性」『治療』84巻479−482，2002年。
16. Japanese Age-Related Macular Degeneration Trial (JAT) Study Group, Japanese age-related macular degeneration trial (JAT): One-year results of photodynamic therapy with verteporfin in Japanese patients with subfoveal choroidal neovascularization secondary to age-related macular degeneration, *Am J Ophthalmol 136: 1049-1061*, 2003.
17. 佐藤文平「特集1　全身の病気と眼疾患の関係を読み解く」『眼科ケア』5巻10−15，2003年。
18. 田野保雄ほか『網膜復位術――パターンとアプローチ』医学書院，1989年。
19. 眼科サージャンの会編著『網膜剥離の手術――さらなる復位率の向上をめざして　第2版』医学書院，1996年。
20. The Branch Vein Occlusion Study Group, Argon laser photocoagulation for macular edema in branch vein occlusion, *Am J Ophthalmol 98: 271-282*, 1984.
21. The Central Vein Occlusion Study Group , Natural history and clinical management of central retinal vein oclusion, *Arch-Ophthalmol 115: 486-491*, 1997.
22. 芹沢勝助『ツボ療法大図鑑　ツボの基礎知識と臨床応用のすべて』リヨン社，1995年。

さくいん

<あ行>

アトピー性白内障	51, 55
アレルギー性結膜炎	26, 29, 55
萎縮型	149, 152
ウォルフリンク腺	10, 11
遠視	16, 17
遠点	27
黄斑部	149
黄斑変性	149, 152

<か行>

外斜視	36
外傷性白内障	52
開放隅角緑内障	96
角膜	2, 4, 6, 8, 30
角膜炎	32, 113
核白内障	52
角膜上皮障害	38
角膜曲率半径計測	69
角膜内皮細胞検査	69
活性酸素	151
加齢黄斑変性	42, 149, 150, 151
加齢性白内障	51, 54
下鼻道	10
眼圧	94, 99, 114, 115
眼圧検査	108
眼科検診	160
眼科検査の種類	160〜162
間歇性外斜視	36
眼軸長測定	69
眼瞼拳筋	34
眼瞼下垂	34

眼瞼炎	26, 113
眼精疲労	32, 175
感染症	85
杆体	12, 13
眼底出血	155, 157, 158
眼底検査	59, 108, 156
眼内レンズ	72, 73, 74, 77
虚血型	157
急性閉塞隅角緑内障	101
急性緑内障発作	106
強度近視	147, 148
強膜	2, 3
強膜内陥術	144
狭隅角	106
局所麻酔	70, 80
近視	16, 28
近視矯正手術	39, 40
筋性眼精疲労	32
近点	27
筋無力症	34
隅角	96, 98
隅角検査	110
隅角線維柱帯	9
屈折異常	16, 17
屈折率	4
屈折力	4, 40
屈折異常	16
屈折異常弱視	17
クラウゼ腺	10, 11
形態覚遮断弱視	17
経瞳孔的温熱療法	153
血管障害	44

血栓	45
血糖コントロール	141
結膜	3
結膜炎	26, 32, 113
結膜下出血	26
結膜充血	38, 113
原発緑内障	96
瞼板腺	10
高血圧	24, 155, 156
虹彩	2, 8
虹彩炎	26
交叉現象	156, 157
虹視症	21
光視症	20, 146, 147
恒常性外斜視	36
後嚢下白内障	52
後発白内障	84
後部硝子体剥離	25
後房	9
後房レンズ	77
ゴールドマン動的視野計	109
虹輪視	26
コンタクトレンズ	
	178, 180, 181, 182

＜さ行＞

細隙灯顕微鏡	59
細隙灯顕微鏡検査	110, 162
3重焦点レンズ	170
散瞳	60
散瞳検査	59, 61, 69, 163
ジオプター	4, 5, 27, 33
紫外線	41
色覚異常	18, 19
色視症	20
視交叉	14
視色素	12
視細胞	12, 18, 149

視神経	12, 14, 25, 94, 103
視神経症（炎）	45
神経線維	14, 94, 95
神経性眼精疲労	33
視神経乳頭	95, 132
自動静的視野計	109
視力	12, 71, 102
視力低下	56, 97, 113
視野	25, 102, 103, 104
視野狭窄	26, 97, 113
視野欠損	147
視野検査	108, 109
斜視	15, 36
斜視弱視	16
弱視	16
縮瞳	113
主涙腺	10
羞明感	56
シュレム管	8, 9
小視症	20
硝子体	2, 3
硝子体牽引	143
硝子体出血	25, 44, 132, 135
硝子体手術	
	137, 139, 140, 144, 153
症候性眼精疲労	32
上眼瞼挙筋	35
上下斜視	36
焦点距離	4, 5
初発白内障	57, 58
滲出型	140, 152
新生血管	132, 135, 151
心臓病	80
水晶体	2, 3, 4, 6, 8
水晶体核	68
水晶体摘出	122
錐体	12, 13
水疱性角膜障	85
ステロイド白内障	52

3ピースレンズ	79
成熟白内障	68
正常眼圧緑内障	99, 100
生理的飛蚊症	145
切迫型	157
線維柱帯	8
線維柱帯切除術	119, 120
線維柱帯切開術	119, 120
全身検査	69
全身症状	165, 167
全身麻酔	80
先天性眼瞼下垂	17
先天性内斜視	36
先天性白内障	51, 54
前房	9
前房レンズ	77
塞栓	45
続発緑内障	98
増殖前網膜症	131, 132, 137
増殖網膜症	132

<た行>

多焦点レンズ	79
単焦点レンズ	78
単純網膜症	131, 134, 136
超音波検査	59
超音波生体顕微鏡検査	110
超音波乳化吸引術	65, 66
調節性眼精疲労	32
調節性内斜視	36
中心暗点	44, 133
中心性網膜炎(中心性網脈絡膜症)	20, 154
中途失明原因	42
昼盲	64
鳥距溝	12
調節力	27
チン小帯	6
テクノストレス眼病	30

点眼薬	62, 111, 114, 115
電気性眼炎	41
瞳孔	2, 3
同時視	15
糖尿病	80, 128, 129
糖尿病黄斑症	133
糖尿病角膜症	128
糖尿病虹彩症	128
糖尿病視神経症	129
糖尿病眼筋麻痺	129
糖尿病白内障	129
糖尿病網膜症	42, 131, 133, 136
動脈硬化	24, 155, 156
ドライアイ	10, 30, 174

<な行>

内斜視	36, 37
2色型色覚	18
2重焦点レンズ	170
嚢外摘出術	65
嚢内摘出術	65
涙	10, 30

<は行>

白内障手術	80, 82, 83, 84, 86
鍼治療	63
光凝固治療	153
光線力学療法	153
皮質白内障	52, 57
ビタミン欠乏症	165, 166
飛蚊症	21, 145
鼻涙管	10, 11
病的飛蚊症	145, 146
VDT症候群	30, 175
複視	21
副涙腺	10
不同視弱視	17
不同視性眼精疲労	32
閉塞隅角緑内障	97, 98

189

併発性白内障	51
変視症	20
放射線白内障	52
房水	8, 94, 95, 97

＜ま行＞

まぶた	10
未熟白内障	58
脈絡膜	2, 3
ミューラー筋（輪状筋）	6
目薬	177, 178, 179
毛様体光凝固術	118
網膜	2, 3, 12
網膜色素上皮層	12
網膜色素変性	42, 43
網膜下出血	44
網膜出血	132, 135
網膜症	128, 136, 141
網膜電位図検査	59, 60
網膜剥離	132, 139, 140, 142
網膜裂孔	25, 85, 142, 146
網膜静脈閉塞症	24, 157
網膜中心静脈分枝閉塞症	157, 158
網膜中心静脈閉塞症	157, 158
網膜動脈閉塞症	24
毛様体	6, 9
毛様体筋	6
ものもらい	26

＜や行＞

薬物治療	111
夜盲	64
融像	15
雪眼	41

＜ら行＞

裸眼視力	39
乱視	16, 86, 87
立体視	15

両眼視機能	15
緑内障	92, 94
緑内障治療法	111〜122
緑内障遺伝子	105
緑内障治療薬	113
涙液	10
涙小管	10
累進焦点レンズ	170
涙腺	10
流涙症	10
涙点	10
涙嚢	10, 11
レーザー隅角形成術	118
レーザー虹彩切開術	117, 118
レーザー線維柱帯形成術	117, 118
レーザー光凝固術	137, 138
老眼	27, 28, 169
老眼鏡	169, 171
老眼レンズ	169, 170
ロービジョンケア	184, 185
ろ過手術	119

＜わ行＞

１ピースレンズ	79

【執筆者紹介（50音順，＊印は編著者）】

植木　麻理（うえき　まり）
　　1991年大阪医科大学卒業。大阪医科大学にて眼科研修。北野病院，耳原総合病院に勤務。1999年大阪医科大学助手，2003年より学内講師，現在に至る。医学博士。日本眼科学会認定専門医。専門領域は網膜硝子体疾患，緑内障。外眼部，涙道疾患も手がける。（Q65～67，Q70担当）

佐藤　文平（さとう　ぶんぺい）
　　1981年大阪医科大学卒業。兵庫県立尼崎病院眼科，大阪医大眼科助手，南大阪病院眼科部長，大阪医大眼科講師，診療助教授を経て現在大阪回生病院眼科部長。医学博士。日本眼科学会認定専門医。専門領域は糖尿病網膜症など網膜硝子体疾患の外科的治療。趣味はクラシック音楽，旅行，日本酒など。（Q60～64担当）

兜坂　法文（とさか　のりふみ）
　　1983年大阪医科大学卒業。同大学眼科研修医，県立尼崎病院眼科医院，市立枚方市民病院眼科医長，大阪医科大学眼科助手，講師を経て，現在，兜坂眼科医院院長。医学博士。日本眼科学会認定専門医。白内障，網膜疾患などを専門とし，自院にて日帰り白内障手術を行なっている。趣味はプロレス・格闘技観戦など。自称B級グルメ評論家。（第2章担当）

中島　正之＊（なかじま　まさゆき）
　　奥付編著者紹介参照。（第4章担当）

廣辻　徳彦（ひろつじ　のりひこ）
　　1987年大阪医科大学卒業。兵庫県立西宮病院副医長，高槻赤十字病院副部長を経て，現在大阪医科大学眼科学内講師。医学博士。日本眼科学会認定専門医，日本眼科手術学会，日本緑内障学会会員。専門領域は緑内障，白内障で，大学では手術教育，学生教育も担当している。趣味はスポーツ観戦，旅行，食べ歩き（＋ワイン好き）など。（第3章担当）

南　政宏（みなみ　まさひろ）
　　1992年大阪医科大学卒業。1994年より南大阪病院眼科，1998年より兵庫県立尼崎病院眼科勤務，2000年から大阪医科大学眼科助手。専門は網膜硝子体疾患の外科的治療。加齢黄斑変性。（Q68～69担当）

森野　以知朗（もりの　いちろう）
　　1982年神戸大学医学部医学科卒業。神戸大学眼科助手，ロンドン大学附属モアフィールド眼科病院留学，新日鐵広畑病院眼科部長を経て，現在医療法人もりの眼科塚本本院院長。医学博士。日本眼科学会認定専門医。勤務医時代は眼病理，網膜硝子体疾患が専門。著書は『眼科診療マニュアル』（南江堂），『眼科診療アトラス』（金原出版），『眼科治療マニュアル』（診断と治療社）。趣味はゴルフ，読書。（第1章担当）

山谷　珠美（やまや　たまみ）
　　2000年大阪医科大学卒業。同大学眼科学教室入局。同大学付属病院にて臨床研修後，南大阪病院勤務を経て，現在大阪厚生年金病院眼科のレジデントとして勤務。専門は緑内障。趣味は旅行，テニス，読書。（第6章担当）

【編著者紹介】

中島　正之（なかじま　まさゆき）
　　　1977年大阪医科大学卒業。大阪医科大学眼科助手，講師，助教授，医療法人中島眼科医院副院長を経て，2004年中島眼科クリニックを開業，現在同医院長。医学博士。日本眼科学会認定専門医，日本緑内障学会評議員，大阪緑内障研究会顧問。大学病院時代の専門領域は緑内障，白内障で，研究では緑内障の新薬開発に携わっていた。緑内障関係の専門書の執筆多数。趣味は旅行，ボウリング，ゴルフ，ワインなど。

シリーズ・暮らしの科学㉔
目の病気がトータルにわかる
白内障・緑内障　治療とケアQ&A

2005年2月15日　初版第1刷発行　　　　検印省略
　　　　　　　　　　　　定価はカバーに
　　　　　　　　　　　　表示しています

編著者　中　島　正　之
発行者　杉　田　啓　三
印刷者　田　中　雅　博

発行所　株式会社 ミネルヴァ書房
607-8494 京都市山科区日ノ岡堤谷町1
電　　話（075）581-5191（代表）
振替口座　01020-0-8076

©中島　正之, 2005　　　創栄図書印刷・藤沢製本

ISBN4-623-04317-7
Printed in Japan

シリーズ・暮らしの科学　Ａ５判並製カバー

① これだけは知っておきたい
てんかんのQ&A　　　　　　　　　　　　　　176頁　本体1800円
　　　　　　　　　　　　　　　　　　　　　　　河合逸雄編著

③ これだけは知っておきたい
性教育のQ&A　　　　　　　　　　　　　　　208頁　本体1600円
　　　　　　　　　　　　上田　基監修　アップル・ドア編

④ これだけは知っておきたい
ぜんそく・アトピー・アレルギーのQ&A　　　　232頁　本体1748円
　　　　　　　　　　　　　　　　　　　　　　　澤田　淳編著

⑤ 皮膚の常識・非常識
知的なスキンケアQ&A［改訂版］　　　　　　144頁　本体1600円
　　　　　　　　　　　　　　　　　　　　　　　宮地良樹著

⑦ 早期発見・早期治療のために
拒食症・過食症のQ&A　　　　　　　　　　　204頁　本体1700円
　　　　　　　　　　　　　　　　　　　　　　　東　淑江編著

⑧ 心の医者が語る
老いと痴ほうのQ&A　　　　　　　　　　　　192頁　本体1800円
　　　　　　　　　　　　　　　　　　　　　　　川越知勝著

⑨ 現代人の不安やストレスに答えます
心の病Q&A　　　　　　　　　　　　　　　　208頁　本体1748円
　　　　　　　　　　　　　　　　　　　　　　　坂本良男編

⑩ 赤ちゃんから思春期まで
子どもの身体Q&A　　　　　　　　　　　　　256頁　本体2000円
　　　　　　　　　　　　　　　　　　　　　　　舘石捷二編著

⑪ 食品・化粧品は安全か
添加物のQ&A　　　　　　　　　　　　　　　260頁　本体2200円
　　　　　　　　　　　　　　　　　　　　　　　西岡　一著

⑫ 自分でできる家族でできる
寝たきりにしない・ならないQ&A　　　　　　186頁　本体1800円
　　　　　　　　　　　　　　　　　　　　　　　佐久間淳著

⑬ 毒きのこからヒ素,サリン,ダイオキシンまで
毒の科学Q&A　　　　　　　　　　　　　　　244頁　本体2200円
　　　　　　　　　　　　　　　　　　　　　　　水谷民雄著

⑭ 水・空気・食品・生活・健康
最新　暮らしの中の環境問題Q&A　　　　　　254頁　本体2200円
　　　　　　　　　　　　　　　　　　　　　　　山口英昌編著

⑮ 体の中からキレイになるための
健康ダイエットQ&A　　　　　　　　　　　　180頁　本体1800円
　　　　　　　　　　　　　　　　　　　　　　　小西すず著

⑯ 家庭崩壊の危機から立ち直るために
不登校・家庭内暴力・病弱児のQ&A　　　　　216頁　本体2000円
　　　　　　　　　　　　　　　　　　　　　　　中尾安次編著

⑰ 多様な心身症も本質を理解すれば恐くない
ストレスとうまく付き合うQ&A　　　　　　　280頁　本体2400円
　　　　　　　　　　　　　　　　　　　　　　　福居顯二編著

⑱ これだけ知っていれば大丈夫
生活習慣病のQ&A　　　　　　　　　　　　　176頁　本体1800円
　　　　　　　　　　　　　　　　　　　　　　　中川雅夫編

⑲ 初心者から中級ランナーまで
マラソン・ジョギングQ&A　　　　　　　　　200頁　本体2200円
　　　　　　　　　　　　　　　　　　　　　　　山際哲夫編

⑳ 安全な食生活を守るための基礎情報
食環境問題Q&A　　　　　　　　　　　　　　248頁　本体2200円
　　　　　　　　　　　　　加藤不二男・山口英昌編著

㉑ 清潔指向社会の落とし穴
寄生虫感染のQ&A　　　　　　　　　　　　　214頁　本体2200円
　　　　　　　　　　　　　　　　　　　　　　　名和行文著

㉒ 西洋・漢方療法から予防まで
花粉症　治療とセルフケアQ&A　　　　　　　228頁　本体2200円
　　　　　　　　　　　　　板谷隆義監修　橋本　浩著

㉓ 中高年の体力維持をめざして
疲れた体をリフレッシュQ&A　　　　　　　　216頁　本体2200円
　　　　　　　　　　　　　　　　　　　　　　　寺田光世著

ミネルヴァ書房
http://www.minervashobo.co.jp/